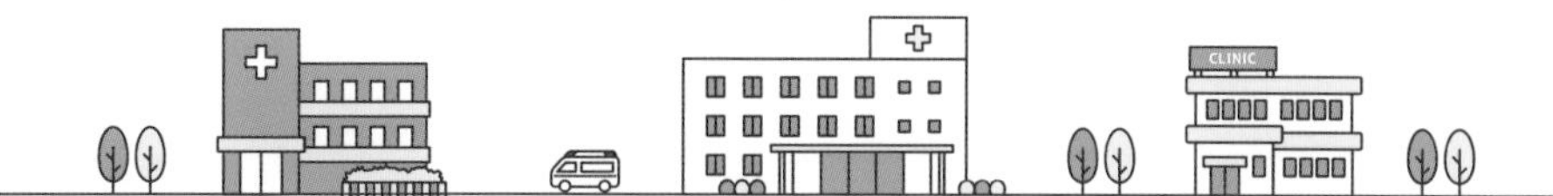

急変時, 何をみる? どう判断する?

病棟ナースの臨床推論

[編集]

令和健康科学大学看護学部看護学科 教授／
臨床シミュレーションセンター長

増山 純二

令和健康科学大学看護学部看護学科／
臨床シミュレーションセンター 講師

苑田 裕樹

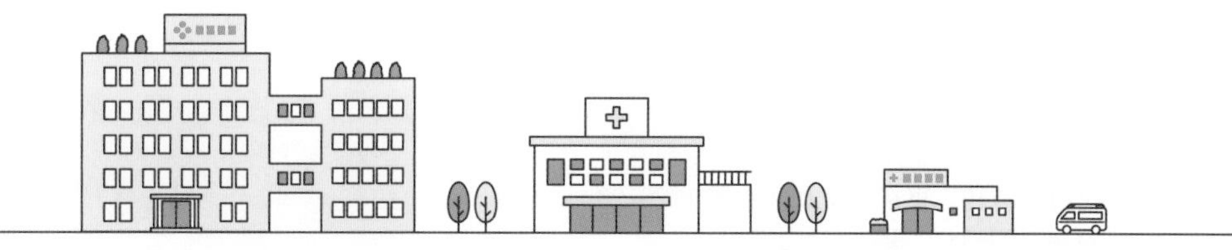

医学書院

急変時，何をみる？ どう判断する？
病棟ナースの臨床推論
発　行　2023年11月1日　第1版第1刷©
編　集　増山純二（ますやまじゅんじ）・苑田裕樹（そのだゆうき）
発行者　株式会社　医学書院
代表取締役　金原　俊
〒113-8719　東京都文京区本郷1-28-23
電話　03-3817-5600（社内案内）
印刷・製本　アイワード

ISBN978-4-260-05358-7

執筆者一覧

編集

増山純二　令和健康科学大学看護学部看護学科 教授/臨床シミュレーションセンター長
苑田裕樹　令和健康科学大学看護学部看護学科/臨床シミュレーションセンター 講師

執筆（執筆順）

増山純二　令和健康科学大学看護学部看護学科 教授/臨床シミュレーションセンター長
福島綾子　日本赤十字九州国際看護大学クリティカルケア・災害看護領域 講師
石川幸司　北海道科学大学保健医療学部看護学科 准教授/急性・重症患者看護専門看護師
大山祐介　長崎大学生命医科学域保健学系 助教
苑田裕樹　令和健康科学大学看護学部看護学科/臨床シミュレーションセンター 講師
宮田佳之　長崎大学病院高度救命救急センター 副看護師長
山根太地　鳥取県立中央病院高次救急集中治療センター（G-ICU）救急看護認定看護師
合原則隆　久留米大学病院医療安全管理部 主任看護師/救急看護認定看護師
大瀧友紀　聖隷三方原病院 クリティカルケア認定看護師
望月　桂　前杏林大学医学部付属病院高度救命救急センター 救急看護認定看護師
大麻康之　高知医療センター 救急看護認定看護師
吉川英里　飯塚病院救命救急センター 救急看護認定看護師
大村正行　薬師寺慈恵病院 ER 看護師長/クリティカルケア認定看護師

まえがき

2000年ごろより，院内の患者急変対応として心肺停止の患者に一次救命処置を実施し，コードブルーを起動させ，すべての医療従事者が迅速に現場に駆けつけるといった，院内救急医療体制の構築が図られてきました。その他の体制では，病棟へのAEDの設置，定期的な一次救命処置の研修の実施など，患者急変対応の体制の整備が行われてきました。

本来であれば，患者急変対応とは，心肺停止する前の急速に状態が悪化している入院患者を発見し，早期に介入することであり，院内心停止や急変を防ぐことが重要となります。その体制として，RRS(Rapid Response System)に注目が集まっています。2022年度の診療報酬改定で新設された「急性期充実体制加算」において，RRSが施設基準の1つとして求められるようになりました。そのため，各施設で積極的にRRSが導入されています。

RRSの起動は，バイタルサインの異常を基本として起動基準が決定されています。病棟の患者や検査中の患者などの急変対応において，患者の客観的情報(O：Objective)となるバイタルサインの値を起動基準と照らし合わせたうえでRRSを起動させます。このように起動基準があることで迅速な対応が可能となります。さらに実践力を向上させるためには，バイタルサイン，患者の主訴，身体所見からフィジカルアセスメントや病態アセスメントを行い，緊急度の判断を行ったうえで応援要請を行うことが重要です。

病棟では，救急とは異なり，入院している患者にはすでに診断名があり，それに伴う看護問題があります。そのため，その問題に介入するなかで急変が起こった場合は，O-Pをもとに観察を行い，C-Pや主治医の指示書をもとに急変への対応を行い，時間経過とともに再度評価を行い，緊急度・重症度を判断したうえで，主治医へ報告，また，応援要請をするなどのプロセスを踏んでいます。その一方で，看護問題とは関係がない偶発的に別の疾患を発症することもあり，その瞬間，瞬間で多くの情報を解釈し急変対応を行わなければなりません。

本書では，RRSの起動までの重要なプロセスとなる，急変した患者へのアプローチとして，対応する看護師の思考と行動のフローをまとめ，フローチャートを作成しました。そのフローチャートを軸に患者情報をどのように解釈し，緊急度の判断を行い，どのような介入が必要かについて解説をしています。第1章では，患者急変対応の基礎として，院内救急医療体制や患者急変時の看護アセスメントについて解説したうえで，患者急変対応フローチャートに沿って解説を行いました。また，呼吸，循環，脳神経のフィジカルアセスメント，そして，問診，身体所見のポイントについて解説しました。第2章では，フローチャートに沿って実際の事例を用いて，皆さんに患者急変の疑似体験をしていただきます。患者の情報からどのような看護アセスメントを行い，どのような看護介入が必要かなど考えていただく章となります。

これまでの書籍と違って，知識をインプットさせるだけではなく，知識をアウトプットさせることを意識して編集しています。本書が，患者急変対応ができる看護師になるための一助になることを願っています。

2023年10月

令和健康科学大学　増山純二

2 事例から学ぶ急変対応の実際

1 ABCD の異常の顕在化

2 入院時診断もしくは既往歴の急性増悪

病棟における
患者急変対応

1 急変は病棟勤務であれば誰でも遭遇する

患者急変は，できることなら起こってほしくない出来事です。しかし，病院には，手術などの治療や検査目的で入院している患者や，外来に受診している患者がいて，いつ，どこで，どのような形で患者が急変するかわかりません。院内にいる患者は，健康な人と比較して，急変するリスクがあることを忘れてはいけません。入院の原因となっている疾患の急性増悪や，治療・検査・薬剤の合併症による急変，また，偶発的な，原因疾患とは別の疾患による急変もあります。このように病院で勤務しているかぎり，誰でも患者急変に遭遇する可能性があります。

① どうして急変対応が苦手なのか

患者急変対応を苦手とする看護師は多く，その理由として，めったに急変に遭遇しないことがあげられます。日々行っている看護ケアは実践できているのに，患者急変時に的確に対応ができないのは，日常のことではないからという説明は成り立ちます。しかし，病棟の日々のケアの中でも，非日常的な実践を必要とする場面に遭遇することはあります。そのような場合は，先輩ナースに聞いたり，マニュアルを見ながら対応します。

患者急変対応時にも，マニュアルを見ながら行うことが可能であれば，スムーズに対応できるかもしれません。しかしながら，そこには時間的制約があり，迅速に適切な看護ケアを提供しなければなりません。そのため，時間的切迫感から，パニックになったり，動揺したり，「頭が真っ白になる」といった状況に陥る可能性があります。そのような中でも，先輩ナースからの救急カートやAED(automated external defibrillator：自動体外式除細動器)を持ってくるようにとの指示には対応できます。

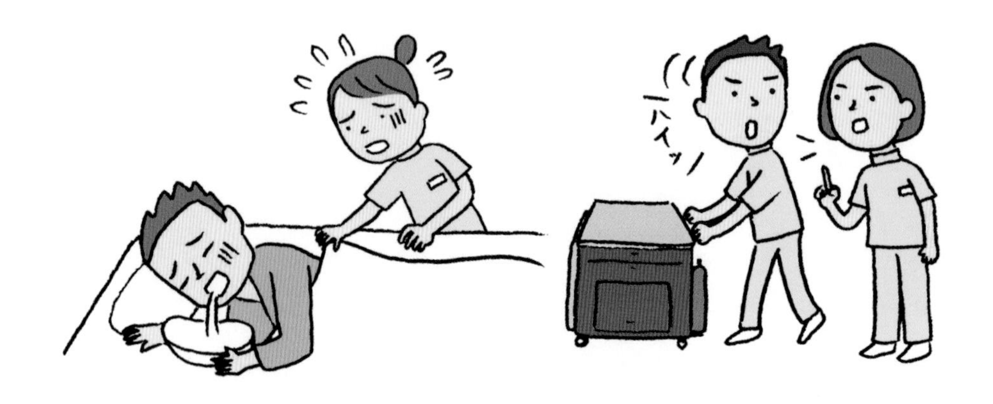

また，指示があることで，気管挿管の準備や介助，末梢静脈路の確保の準備や実践をすることができます。

これらの看護技術は日々の看護実践や研修などで培う技術であり，けっして難しい技術ではありません。苦手としているのは，看護技術ではなく，患者が急変したと**「判断」すること**，そして，患者急変後の看護実践の優先順位を**「決定」すること**，急変対応の流れ(フロー)がわからないため，患者が急変した際の全体像がつかめないことなどであると考えられます。

② 気づきがカギ

患者急変対応の前に，**患者が急変したことに気づきを示すこと**が，最も重要な看護師の役割です。そのためには，まず，患者が急変していないことを判断できる能力を養う必要があります。これは日々の看護実践でできることです。普段のケア場面で，「患者は急変していない，よし！」と意識することで，いざというとき，患者の急変に気づきを示すことができます。つまり，患者急変対応は日々行っているのです。**意識しているかどうかがカギ**になります。

そこで重要な症候に「キラーシンプトム」があります。キラーシンプトムとは，『患者急変対応コース for Nurses ガイドブック』[1]の中での造語で，「急変に結びつく危険な徴候」といわれています。普段からよく観察しているからこそ，気づく徴候です。普段のケアの中でも，患者の様子に「何か変！」と思うことはありませんか。顔色が悪い，視線が合わない，浅い呼吸をしている，手が冷たい，皮膚の紅潮など，患者の微候の変化に気づくことはあると思います。このような徴候があるときは，急変の可能性があるとして，詳細に観察していく必要があります。

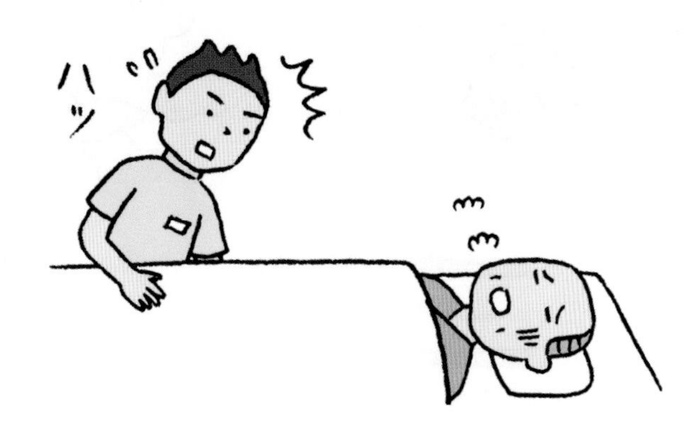

2 急変時の考え方と観察(アセスメント)の基本

① 急変時の病態変化と院内救急体制との連携

患者が急変する病態は，さまざまです。入院の原因となっている疾患，もしくは，既往歴のある疾患が急性に増悪する病態があります。たとえば，慢性心不全やCOPD(慢性閉塞性肺疾患)で入院中の患者が，**急性に増悪**する場合です。また，**合併症や新規の症状が突発**する場合もあります。その中には，突然，血管や臓器が，詰まる(塞栓：肺塞栓，急性心筋梗塞)，破れる(破裂，穿孔：急性大動脈瘤破裂，消化管穿孔)，捻れる(捻転：S状結腸捻転や卵巣捻転)，裂ける(解離：急性大動脈解離)といった病態があります。これらの病態は，突発的で，悪化するスピードも速いため，緊急性が高くなります。

いずれにしても，急変する時間の経過が違っても，気づかず，そのままにしておくと，呼吸，循環，脳神経の障害から，心肺停止に至ることがあります(図1)。早期に患者の変化をとらえて対応する必要がありますが，看護師が気づいたときには，かなり病態が悪くなっているケースもあります。看護師が発見した(気づいた)患者の状態によって，対応は変わってきます。

図1の①の状態で発見した場合は，CPR(心肺蘇生)を行いながら，コードブルー体制の起動，二次救命処置が行われます。②の状態で発見した場合は，バイタルサインの異常が顕在していますので，RRS(rapid response system：院内迅速対応システム)を起動し，RRT(rapid response team：院内救急対応チーム)，もしくは主治医に連絡し，気道の確保，呼吸・循環の安定化を図ることを目的に，緊急処置が行われます。③の状態で発見した場合は，バイタルサインが安定していても，病態悪化の原因によっては異常をきたす可能性があります。主治医に連絡し，まず，優先的に緊急検

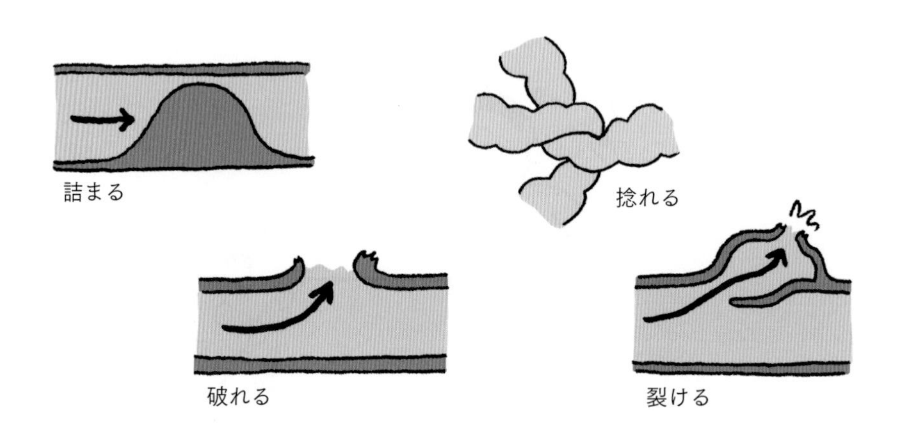

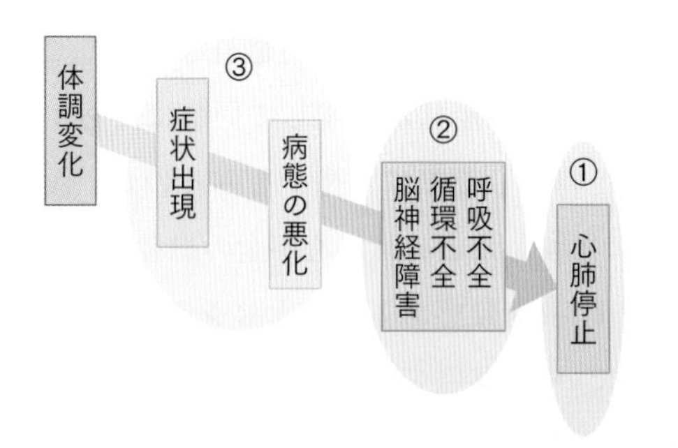

図1　患者急変の病態変化と院内救急体制との連携
*Rapid Response System：院内迅速対応システム

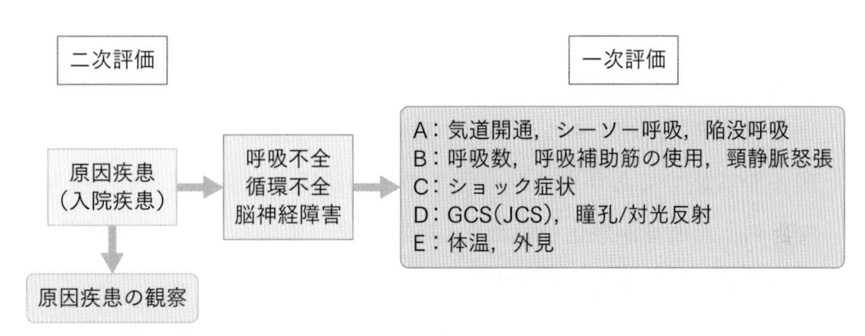

図2　一次評価と二次評価(急変患者の観察)
※A(気道)，B(呼吸)，C(循環)，D(中枢神経)，E(脱衣と外表・体温)

査が行われ，急変の原因検索を行っていきます。病院によって，院内救急体制との連携となる応援要請の起動基準が違います。事前に確認しておく必要があります。

② 急変の病態と観察する症状を整理する

病棟看護師は，日々の看護の中で，患者を観察しフィジカルアセスメントを行い，患者の問題解決に向けて，看護計画を実施しています。その看護計画の観察計画(O-P)について整理をしてみましょう。

救急外来では，患者を観察する際には，一次評価と二次評価に分けています。**一次評価は，呼吸不全，循環不全(ショック)，脳神経障害(脳ヘルニア)の症状を観察**します。**二次評価は，原因疾患の観察**となります(図2)。病棟でのO-Pを立てる際には，このように一次評価と二次評価に分けていません。そのため，患者が急変した際に，患者へのアプローチ方法を間違ったり，緊急度の判断を行う際に，時間を要することがあります。病棟看護師の思考は，疾患から病態をとらえ，どのような症状があるかを考えて看護実践を行っているため，図2の矢印通りの流れとなります。しかし急変した際は，症候から病態をとらえるため，矢印と反対向きの思考となり，整理しておかないと病態と症候の関連を明確にすることができません。

原因疾患（二次評価）の症状が出現し，急性増悪の可能性を示唆していれば，図1の③の状態と判断できます。一次評価の症状が出現していれば，図1の②の状態と判断できます。図1の③の状態と判断した際に，様子をみるのか，医師へ連絡するのか，迷う場面は多くあると思います。たとえば，心不全の患者から呼吸困難でナースコールがありました。「若干の呼吸困難感あり」「咳とピンク色の泡沫状痰がある」「呼吸音は断続性副雑音が継続している」状態です。この状態は入院時より症状が継続しており，悪化とは考えにくいかもしれません。一次評価の所見は，

- 血圧：180/98 mmHg，脈拍：98/分と上昇あり
- 冷汗，冷感は著明
- SpO_2：96％から93～94％，呼吸数：25回/分，起座呼吸・呼吸補助筋の使用

となっています。指示書には「92％以下で酸素投与開始」とあります。

この状態は，バイタルサインの数値だけで判断すると，ショック状態ではなく，呼吸不全状態でもありません。図1の②の状態とは言えませんが，明らかに一次評価でとらえた所見が悪化しており，呼吸不全，循環不全に陥る可能性が高いとして，医師へ連絡する必要があります。

このように，一次評価の所見出現は緊急度が高い状態と判断できます。そのため，図1に示す病態の変化と，図2に示す入院時の疾患の病態の二次評価と，呼吸不全・循環不全・脳神経障害にかかわる一次評価の観察項目は整理しておく必要があります。

③ 急変時の看護アセスメント

通常の看護アセスメントは，看護診断や計画の立案，また，日々のケアの評価として行われています。一方，**患者急変時の看護アセスメントでは，緊急度の判断が優先**して行われます。

一次評価の観察の結果，呼吸不全，循環不全，脳神経障害が顕在しているとアセスメントした場合は，緊急度が高い状態となります。つまり，図1の②の状態となります。また，図1の③の状態において，呼吸不全や循環不全，脳神経障害が潜在すると予測される状態とアセスメントした場合も緊急度が高い状態となります。たとえば，前述した，**血管や臓器が「詰まる」「破れる」「捻れる」「裂ける」といった病態を予測するアセスメントをした際に，バイタルサインが安定していたとしても緊急度は高く，医師に連絡する**必要があります。

病棟には重症度の高い患者から中等症の患者までが入院しています。その疾患の急性増悪がみられ，バイタルサインは安定していたとしても，何も介入しなければ，図1の②の状態に陥る可能性があると判断できる場合は，緊急度の高い状態となり

ます。

疾患や治療などによる合併症には，大腿骨頸部骨折の手術後の肺血栓塞栓症や術後出血，肝硬変患者の吐血(食道静脈瘤破裂)などがあり，こうした合併症が予測される場合は，緊急度が高い病態であると判断することができます。このような合併症などは，入院時の共同問題や看護診断にあがっており，O-Pにもあがっているため，その疾患が想起される場合は，緊急度が高いと判断することができます。

3 急変対応は救急外来での対応とちょっと違う

救急外来で救急患者の疾患を予測する臨床推論と，患者急変時の疾患を予測する思考が異なるため，整理してみましょう。

救急外来で疾患を予測する場合は，**主訴を明確にして，その主訴から見逃してはいけない疾患(緊急度の高い疾患)を想起**し，**その疾患の症状や特徴を踏まえた問診，身体所見をとって，その所見を検証していきます。**検証の方法は，想起した疾患を1つ1つ丁寧に除外しながら，1つの疾患に絞っていきます。

一方，病棟看護師は，入院患者の疾患に関連して，その疾患の急性増悪や合併症の発症のリスクを踏まえ，看護計画を立案しています。また，病室や外来での抗菌薬の使用，検査室などでの造影剤の使用に伴いアナフィラキシーが起こることがあるため，使用時，使用後は意識して観察を行っています。そのため，**主訴から見逃してはいけない疾患を想起するだけでなく，入院の原因疾患の急性増悪なのか，予測される合併症の症状なのかを念頭においたうえで，詳細に問診し，身体所見をとっていきます。**

これらの思考を整理して，患者急変のフローチャートを作成しました(図3)。次の項でこのフローチャートに沿って思考・行動の流れを解説します。

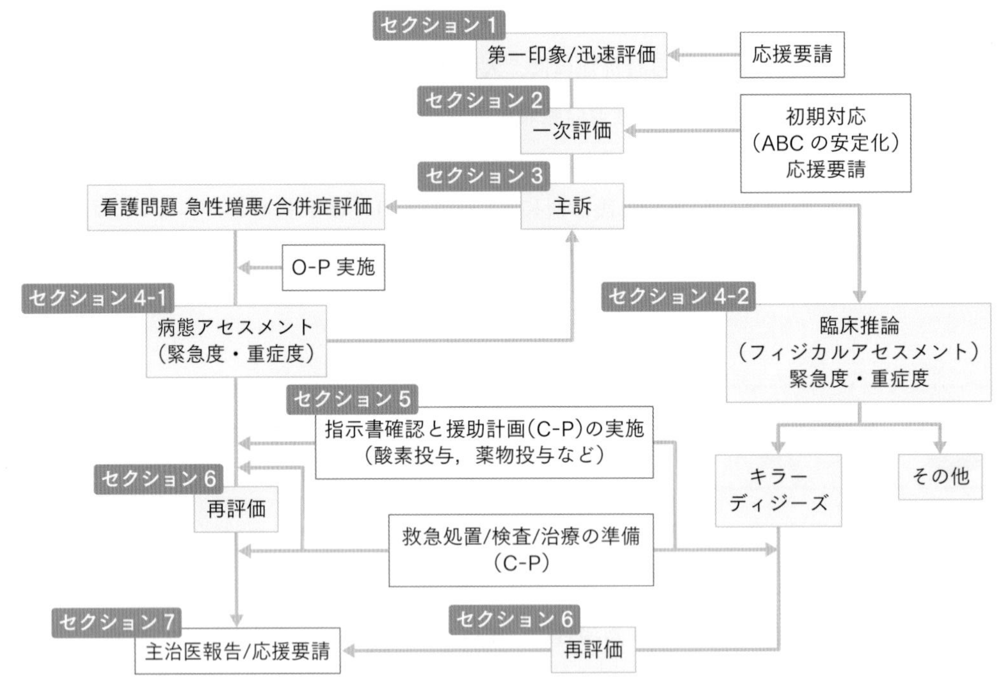

図3 **患者急変対応フローチャート**

急変時の思考・行動の流れを知っておこう

基本的に病棟では，入院患者の疾患の急性増悪や，治療，検査などに伴う合併症の出現による急変への対応となりますので，図3の左側のフロー(病態アセスメント)に沿って問診や情報収集を行います。しかしながら，患者急変の病態はさまざまですので，入院中の患者でも突然，別の疾患を発症することがあります。その際は，図3の右側のフロー〔臨床推論(フィジカルアセスメント)〕に沿って実践していきます。また，左側のフローは，病棟看護師の経験知や偏った判断のもとで実践していくため，予測していたものとは異なる疾患にたどりつく可能性もあります。その際は，セクション3の主訴に戻って，右側のフローに入っていきます。

これらの2つのフローに入る前のセクション1，2は，病棟での急変対応と救急外来での救急対応に共通しています。看護計画のO-Pでは，一次評価と二次評価で観察の内容を分けていませんので，病棟看護師はどうしても，患者が急変した際には，いつもの観察方法で問診し，身体所見をとる傾向があります。**セクション1，2は日々の観察においても重要な観察方法です。**第一印象で，キラーシンプトムに気づき，患者急変モードに入り，セクション2へ移行します。

セクション1 **第一印象/迅速評価**

生命の危機につながる危険な徴候がないかを数秒で迅速に評価をします。第一印象は,「呼吸」「循環」「外見・意識」を評価します。「どうされましたか？」などと声をかけ,意識と気道の開通を確認,胸郭を見て呼吸を観察します。同時に,皮膚や脈に触れて循環を評価します。

第一印象から,意識状態,呼吸状態,循環状態に「異常がある」と判断した場合には,一次評価に進みます。このときに「意識がない」「呼吸がない」「脈がふれない」といった場合は,速やかに蘇生処置が必要になります。そのため,ほかの看護師に応援要請したり,必要機材の確保を指示します。第一印象では,ぱっと見の重症感(重症度と緊急度)を判断することが重要となります。

セクション2 **一次評価**

一次評価は,生命が維持されているかを生理機能に基づいて観察する手順であり,ABCDEアプローチを基本とします(表1)。生体における酸素の流れに沿って,「気道(A)→呼吸(B)→循環(C)」の順に生理機能が維持されているかを評価し,次に,生命を脅かす中枢神経障害(D)の観察,脱衣を行い,外表・体温の観察(E)を行います。A～Eの具体的な手順を示すと,(A)声をかけ気道の開通を確認します。シーソー呼吸や陥没呼吸は,気道が閉塞しているサインとなるため,しっかり観察していきます。(B)呼吸の確認は,呼吸数とともに,呼吸補助筋の使用,また,頸静脈怒張についても観察を行います。(C)循環については,橈骨動脈の触知(触知の有無,頻脈,徐脈,不整脈)とショック症状(皮膚湿潤,冷感,蒼白)の観察が重要です。(D)中枢神経の観察は,GCS(Glasgow coma scale),もしくは,JCS(Japan coma scale)で確認します。脳神経障害を疑う場合は,瞳孔/対光反射,四肢麻痺の有無も確認していきます。(E)全身の視診,触診を行いながら,高体温,低体温,外傷の有無をすばやく確認します(表1)。

一次評価の観察の目的は,緊急度の判断です。気道,呼吸,循環,中枢神経のいずれかが異常をきたした場合,酸素供給の仕組みが破綻し,生命が脅かされ緊急度が高くなります。

セクション3 **主訴を明確にする**

最初に訴えを聞き,**最もつらい症状に焦点を当てる**ことが重要です。不定愁訴の患者もいます。主訴によって,考えられる疾患が異なります。主訴を明確にしなければ間違った予測となり,病態を悪化させる結果につながることもあります。その主訴と一次評価,入院の原因疾患,治療,使用薬剤などから,「急性増悪」「合併症の出現」「新規の症状の出現」のいずれであるかを判断し,図3の左側のフロー,右側のフローを決めて,次のセクションに移ります。主訴だけでは判断できない場合は,追加

表1 一次評価

ABCDE	観察ポイント
Airway(気道)	気道開通[発声の有無・シーソー呼吸・陥没呼吸・高調性の連続性副雑音(stridor)]
Breathing(呼吸)	呼吸数，異常呼吸・呼吸補助筋の使用，頸静脈怒張
Circulation(循環)	脈拍数，四肢末梢の冷感・冷汗・蒼白，橈骨動脈の触知程度，チアノーゼ
Dysfunction of CNS(中枢神経)	意識レベル：JCS，GCS 瞳孔所見：瞳孔の左右差，対光反射，共同偏視 麻痺：四肢の感覚・動き・しびれ
Exposure and Environmental control(脱衣と外表・体温)	低体温，高体温，外観

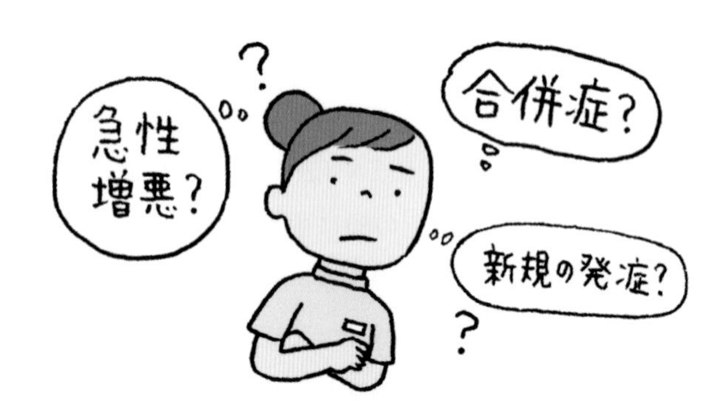

で問診をしていきます。しかし，疾患を予測しないまま問診しても，患者の話を傾聴するだけになってしまいます。急変対応時は，疾患予測のために問診をしているため，左側のフロー，右側のフローを早期に決定し，問診，身体所見をとっていくことが大切です。

セクション4-1 入院時疾患の急性増悪，合併症の観察と病態アセスメント

主訴を聞いて，詳細な問診と身体所見をとっていきます。通常これを二次評価といい，すでに看護計画のO-Pとしてあげている内容です。その問診では，患者の基本情報としてSAMPLERの項目(表2)，また，症状を把握するためのOPQRSTの項目(表3)に沿って患者や電子カルテから情報を収集していきます。

既往歴にある疾患が急性増悪することもあります。たとえば，尿管結石で入院中の患者で，既往歴に糖尿病があり低血糖発作を起こすケースや，気管支喘息の既往のある肺がんの患者が術後に気管支喘息発作を起こすケース，慢性心不全をもっている整形外科疾患の患者がリハビリテーション中に心負荷に伴う慢性心不全の急性増悪を生じるケースなどがあります。

また，看護計画には，入院の原因疾患に関連した随伴症状に関する観察項目はあげていますが，それだけでは発症の経過などがわからないので，OPQRSTに沿って問

表2　SAMPLER

Symptoms	症状（主訴）
Allergy	アレルギー歴
Medication	内服薬
Past history & Pregnancy	既往歴と妊娠
Last Meal	最終食事
Events	現病歴
Risk	危険因子

表3　OPQRST

Onset/発症時間・様式	突然，徐々に，発作性，夜間，朝方に発症
Palliative & Provocative/寛解・増悪	症状の悪化もしくは軽減する要因はあるか。何によってよくなるか。外傷・損傷があるか
Quality/痛みの性質 Quantity of pain/痛みの程度	どのような痛みか 痛みの程度（1～10）
Region/部位 Radiation/放散	部位，1か所か，ほかの場所に移動するのか
Symptom/随伴症状	胸痛，発熱，起座呼吸など
Time/時間経過 Treatment/治療	改善/増悪傾向，時間/日単位，続いているのかなど 内服したか。いつ内服したか。患者自ら行ったか。効果があった治療，なかった治療

診します。発症様式として，突然発症なのか，徐々に発症しているのか，発作性のものか，また，誘発因子や症状の程度，そして随伴症状などについて問診します。

身体所見については，予測している疾患に関係がある臓器に焦点を絞ってとります。慢性心不全の急性増悪については，肺水腫や心機能低下を評価するため，呼吸音や心音を聴取します。脳神経障害を疑う場合は，神経学的所見をとります。これは，O-Pに記載している内容ですので，計画に沿って観察します。

これらの問診や身体所見の情報から予測している疾患であれば，その疾患の病態アセスメントをします。もし予測と違う場合は，セクション3の主訴に戻って，右側のフローに入って，改めて問診し，身体所見をとっていきます。**予測する疾患の病態アセスメントの目的は，緊急度の判断と看護実践の根拠を明確にすることです。**予測される病態が，呼吸，循環，脳神経を脅かす状態なのかアセスメントします。また，どのような処置が必要なのかアセスメントすることも重要となります。

セクション4-2　臨床推論（フィジカルアセスメント）/緊急度・重症度

セクション3の主訴をもとに，新規の症状であると判断した際は，図3の右側のフローに入り，主訴から見逃してはいけない疾患を想起します。その想起した疾患の特徴や随伴症状をOPQRST（表3）に沿って問診していきます。また，電子カルテよ

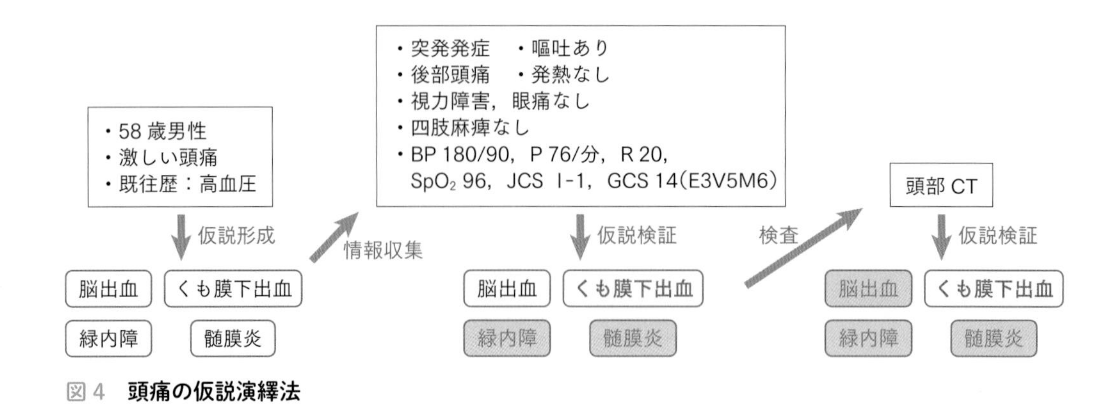

図4 頭痛の仮説演繹法

り，SAMPLER(表2)の情報を収集します。その後は，それらの情報から検証して，疾患を予測します。

たとえば，以下のケースで思考過程をたどってみましょう(図4)。

憩室炎で入院している58歳の男性患者からナースコールがあり，「突然，後頭部をハンマーで殴られたような頭痛がある」と訴えがありました。主訴は「頭痛」で，憩室炎とは関係のない症状であり，新規の症状として考えます。見逃してはいけない疾患として，「脳出血」「くも膜下出血」「髄膜炎」「緑内障」をあげます。これらの疾患の特徴となる病態や随伴症状について患者に問診をしていきます。バイタルサインは高血圧があり，意識レベルはGCS 14(E3V5M6)，瞳孔の左右差/対光反射は正常，四肢麻痺もなく，発熱もありません。

発症様式は，徐々に悪くなったというより突発的な症状ということがわかりました。後頭部の疼痛，嘔吐，悪心があり，視力障害，眼痛はみられません。これらの症状，所見より検証をしていきます。視力障害や眼痛がないことより緑内障は考えにくく，また，発熱がないことや発症様式から髄膜炎も考えにくいと判断できます。頭蓋内圧亢進症状が著明であり，「脳出血」「くも膜下出血」は，どちらも考えることができますが，四肢麻痺がなく，激しい頭痛からくも膜下出血の可能性が高い(仮説演繹法)と考えます。くも膜下出血は緊急度が高いため，医師に報告します。

セクション4-2は，このように仮説演繹法を使って疾患を予測し，緊急度の判断をしていきます。これまで，病棟で行うアセスメントでは経験したことがない方法となります。1章6(p.40)で，改めて解説していきます。

セクション5 指示書の確認，援助計画(C-P)の実施

病態をアセスメントした結果，すぐに主治医への連絡が必要であれば，セクション7へ進みます。実際の病態変化についても予測されるので，指示書の範囲内や援助計画に沿って対応できるものは対応します。不安やストレスに伴うもので，看護師で十

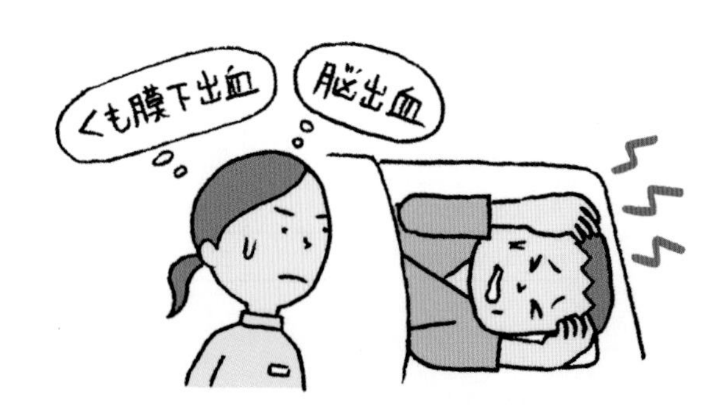

分対応できる症状もあります。また，体位調整することで呼吸や疼痛などの症状が緩和されることもあります。指示書には，酸素投与などの生理学的徴候の安定化を目的に介入する内容や，利尿薬の投与など治療の追加として記載されているものもあります。その指示に即して対応してよいかの判断では，セクション 4-1 の病態アセスメントが重要となります。

セクション6　再評価

介入した後の再評価は重要です。特に，指示書に準じて行った医学的介入については，身体に及ぼす影響が大きいので，一次評価から確認する必要があります。生理学的徴候の安定に向けた指示（酸素投与や循環作動薬の指示）であれば，バイタルサインだけではなく，一次評価の観察（A～E）も継続的に行っていきます。治療に関連した薬剤の投与，また，鎮痛・鎮静薬などの使用後も，副反応を含めて観察します。それでも，症状が継続，もしくは悪化するようであれば，セクション 7 へ進みます。

セクション7　主治医報告/応援要請

緊急度が高いと判断した際は，医師へ報告します。報告は，SBAR 報告（表 4）に沿って行います。情報を羅列しただけでは，患者の状況が伝わりません。「○○号室の慢性心不全で入院している○○さんです」と入院の原因疾患と患者名を伝えます。

次に「Situation」として，最初に重要と思える情報（アセスメントの内容）を端的に報告します。一次評価で異常をきたしている患者であれば，「呼吸不全をきたしています」「ショック状態に陥っています」「意識障害をきたしています」などと明確に伝えます。また，バイタルサインは安定しているが，入院の原因疾患の急性増悪の場合は，「呼吸困難を訴えています」もしくは，「慢性心不全の急性増悪がみられます」と最初に報告することで，医師が報告に耳を傾けてくれます。

その後は，「Background」で臨床経過として，バイタルサインや OPQRST の情報を報告します。「Assessment」で緊急度の判断をした理由を述べ，最後に「Recommendation」では，現在行っている処置を報告し，また，必要な指示を求めます。医師に来室してほしい場合は，報告だけではなく，「来室をお願いします」と具体

表4 SBAR報告

Situation	状況，状態
Background	臨床経過
Assessment	評価(緊急度の評価)
Recommendation	提案，具体的な要請

的に要請します。SBAR報告の具体例については，2章の事例をご参照ください。

セクション1，2，7の応援要請は，患者の緊急度を判断し院内救急体制と連携します。

救急処置

一次評価において，生理学的徴候の異常をきたした場合は，救急処置が必要になります。看護師ができる救急処置は，O(酸素投与)，M(モニタリング)，I(静脈路確保)を基本にしながら，A(気道)・B(呼吸)・C(循環)・D(中枢神経)の異常に対し，まずA・B・Cの安定化を図る必要があります。

たとえば，舌根沈下による異常に対して，頭部後屈あご先挙上を行うことで，Aの確保となります。Bの異常に対しては，酸素投与を行い，Bを確保します。酸素化が安定しない，もしくは，呼吸停止した場合は，バッグバルブマスク(BVM)で換気します。Cの異常として心肺停止の場合は，胸骨圧迫(心臓マッサージ)，AEDの使用は当然ですが，末梢静脈路を確保します。

このように**A・B・C・Dの異常があるかを明確にして，異常があればそれを安定化させるために，どのような救急処置が必要かをアセスメントして，救急処置を実施する**ことが重要です。また，Dの意識障害については，患者急変時の段階で確実に救急処置を行うことは困難であるため，二次性の脳神経障害を回避させる必要があり，A・B・Cの安定化を優先させます(表5)。

医師と協働して行う救急処置についても，同様にA・B・Cの異常に対し，基本的にA・B・Cの安定化を図っていきます。医師が来室する前に準備しておくことで，患者救命につながるため，救急処置の実践と並行して準備を行います。気管挿管は，ABCDの異常に対して優先される救急処置であるため，最優先で準備します。ショックはその分類によって救急処置が異なるので，しっかり情報を共有して準備をします。出血性ショックであれば輸液とともに輸血が必要となります。心原性ショックであれば循環作動薬，それでも安定しない場合は大動脈内バルーンパンピング(IABP)，V-A ECMO(静脈脱血-動脈送血膜型人工肺)を準備します(表6)。その際は，病棟では行わず，救急初療室もしくはICUへ移動させることもありますので，場の調整も看護師として大きな役割となります。

表5 看護師ができる救急処置

ABCDE アプローチ	救急処置の実施
気道(A)	気道確保(頭部後屈あご先挙上)，吸引，エアウェイ，背部叩打法
呼吸(B)	人工呼吸(バッグバルブマスク)，酸素投与
循環(C)	胸骨圧迫，AED，点滴，下肢挙上
中枢神経(D)	A・B・C の安定化，頭部挙上
脱衣と外表・体温(E)	保温/クーリング，止血

表6 医師と協働して行う救急処置

ABCDE アプローチ	救急処置の準備
気道(A)	気管挿管，外科的気道確保
呼吸(B)	気管挿管，人工呼吸管理
循環(C)	輸液，薬剤(昇圧薬，降圧薬，強心薬など)，輸血 気管挿管，大動脈内バルーンパンピング(IABP)，体外式膜型人工肺(V-A ECMO)
中枢神経(D)	A・B・C の安定化，頭部挙上
脱衣と外表・体温(E)	加温・冷却輸液

表7 患者急変時に行われる検査

中枢神経系を疑う	頭部 CT・MRI，脳血管撮影検査
虚血性心疾患を疑う	12 誘導心電図，心エコー，静脈血採血(心筋マーカー)，心臓カテーテル検査，血液ガス
心血管系疾患を疑う	12 誘導心電図，心エコー，静脈血採血，胸腹部 CT，血液ガス
呼吸器系疾患を疑う	胸部 X 線検査，胸部 CT，静脈血採血，血液ガス
消化器系を疑う	腹部 X 線検査，腹部エコー，静脈血採血，腹部 CT，内視鏡，血液ガス
感染症を疑う	血液培養，細菌培養，髄液検査(髄膜炎疑い)

検査の準備

患者急変対応では，病態が急激に悪化する場合は，救急処置を優先します。救急処置を行いながら，問診，身体所見の観察とともに検査を実施し，原因検索や急性増悪の状況を評価します。患者急変時の検査は，基本的にベッドサイド検査が優先されます。検査室での CT 検査や MRI 検査が第一優先で行われることはありません。まずは，**ABCD が安定しており，ベッドサイド検査を行って，最終的に，それでも判断ができない場合は，検査室で検査を行います。**

ベッドサイド検査とは，動脈血液ガス，静脈血採血，12 誘導心電図，超音波検査，移動型 X 線検査があります。主要な検査については，表7に示します。頭蓋内疾患を疑う場合は，ベッドサイド検査よりも頭部 CT が優先されます。重症度が高い場合は，呼吸停止することもあるので，救急処置の必要性を医師と確認して，移送することが重要です。

5 急変時に求められるフィジカルアセスメントをおさえておこう

① 呼吸のフィジカルアセスメント

生命活動を維持するには，ガス交換によって酸素化された血液が全身に運搬され，各組織に循環する際に行う内呼吸(血液と細胞間でのガス交換)と，不要となった二酸化炭素を，心臓を経由して排出するという外呼吸(外気と血液間でのガス交換)が絶え間なく行われている必要があります。酸素を取り込む「A(気道)」，そしてガス交換を行うための「B(呼吸)」の異常は，生体への酸素供給が阻害されるため，生命が脅かされる病態に直結します。そのため，一次評価では生体における酸素の流れに沿ってA，Bと評価し，必要時には救急処置を行うことでABCの安定化＝生命活動の維持に努めます。

(1) 一次評価におけるフィジカルアセスメント

一次評価では，このガス交換が十分に行われているか，生命を脅かすような呼吸不全の症状はないかという視点で見ていきます。

呼吸不全とは一般的には「room airにて動脈血酸素分圧(PaO_2)が60 mmHg以下の状態」と定義されます。さらに，低酸素血症($PaO_2 \leqq 60$ mmHg)だけを呈した状態をⅠ型呼吸不全，低酸素血症とともに高二酸化炭素血症($PaCO_2 > 45$ mmHg)を伴うものをⅡ型呼吸不全といいます。呼吸不全における酸素化の障害は，急性かつ進行性であることがほとんどです。

呼吸不全の指標となるPaO_2 60 mmHgは，酸素飽和度でみると約90%となります(表8)。一次評価の段階では，動脈血酸素分圧の測定による詳細な値の評価までは求めていませんが，酸素飽和度から低酸素血症を予測することができます。内呼吸や外呼吸による正常なガス交換能が障害されていないか，自身の呼吸だけでは酸素化を保てない状態，あるいは二酸化炭素の蓄積を防ぐことができないような状態に陥っていないかを確認します。つまり，検体検査や画像検査によらず，フィジカルアセスメントによって緊急度を判断することが求められます。

表8 酸素飽和度と酸素分圧の関係

$SaO_2 \fallingdotseq SpO_2$ (%)	35	57	75	85	90	93	95	97	98
PaO_2 (mmHg)	20	30	40	50	60	70	80	90	100

ガス交換の障害，呼吸不全の有無を判断するのはABCDEアプローチの「A(気道)」と「B(呼吸)」にまつわる評価が主となりますが，酸素化された血液が全身の組織に運搬されるためには循環動態に異常がないことを評価する必要もあります。また，呼吸運動を司る中枢神経は，随意的調節の中枢が大脳皮質に，自動的調節の中枢が橋と延髄に存在します。これらの脳神経の異常によっても呼吸に影響を及ぼす可能性があるため，併せて観察していくことが必要です。また，体温の上昇などの変化も呼吸には影響を及ぼすため，ABCDEすべての視点で評価していきます。

(2) 一次評価で観察したいこと

呼吸の異常を判断するためには，正常な呼吸がどのようなものかを理解しておかなければなりません。年齢や体格，既往歴の有無によっても，その人にとっての正常＝いつもの状態が異なります。また，呼吸は随意的にも調整することができますので，活動状況や精神状態，周囲の環境などさまざまな要因から影響を受けることを念頭において評価する必要があります。

ここからは，ABCDEアプローチの視点でガス交換の障害や呼吸不全の有無を評価するためのフィジカルアセスメントのポイントについて整理していきます。

① 気道の観察

チョークサイン

最も緊急度の高い身体所見はチョークサイン(図5)です。気道が異物により閉塞した場合にみられる身体動作です。異物を除去するための早急な対応がなければ，気道閉塞により呼吸停止から心停止に至る可能性のある非常に緊急度の高い状態です。

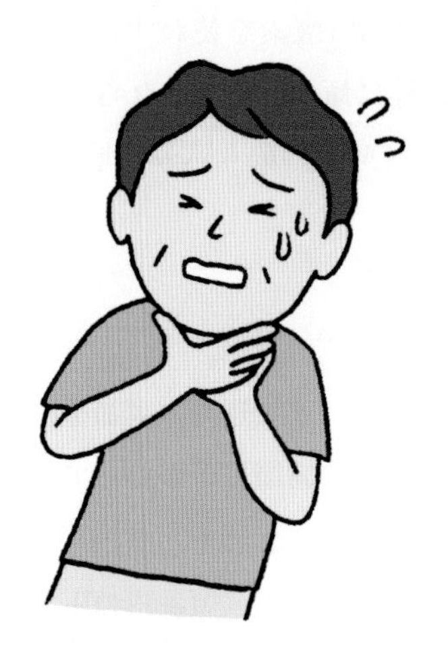

図5 窒息を示すチョークサイン

奇異呼吸

左右の胸郭や，同側胸郭，さらに胸部と腹部で同調性のない動き(シーソー呼吸)をする奇異呼吸がみられることがあります。これは，横隔膜の機能不全や上気道の閉塞が起こっていることが原因となります。

また，交通事故などの外傷による多発肋骨骨折や胸骨骨折では胸郭の構造が不安定となり，吸気時に骨折部などが陥没し，呼気時に突出する奇異呼吸がみられます。これは，フレイルチェストで特徴的な呼吸運動の異常で，早期の対応が必要になる状態です。

② 呼吸の観察

呼吸数

呼吸調節は，随意的調節については大脳皮質が，自動調節については橋や延髄がその役割を担っています。水中で息を止めたり，意識的に深呼吸をすることができるのが随意的調節で，自動調節では化学受容器が動脈血内の酸素濃度や二酸化炭素濃度の変化を敏感に感知し，呼吸中枢に信号を送ることで調節がなされます。

これらの呼吸調節機構はさまざまな体内の異常に対して代償的に働きます。特に，化学受容器が異常を感知すると，不足した酸素を取り込んだり，溜まった二酸化炭素を排出したりしてバランスを保とうとします。**このときに変化が著明にみられるのが呼吸数です。呼吸数を観察することで，異常を予測したりより早期に発見するきっかけとなります。**呼吸数は器具なども使わずに観察することで得られる，呼吸を評価するための重要な指標の1つです。たとえば，出血などにより循環血液量が減少した場合，血圧の変動は体内の循環血液の約30%が失われないと確認できませんが，呼吸数の変化はそれより早く表れます。循環血液量の減少によって組織への酸素供給量が減少すると，嫌気性代謝(酸素を使わずにエネルギー代謝が行われること)が主となり，血液のpHが酸性に傾きます。これらの変化を化学受容器が感知し，まずは呼吸数を増加させることで酸素の取り込みを増やしたり，pHを中性に戻そうとするからです(表9)。

呼吸のリズム

呼吸のリズムの異常は，呼吸運動の調節機構に異常をきたしていることを示唆するものがほとんどです。自動調節にかかわっている橋や延髄そのものが障害を受けたような中枢神経系の疾患による影響や，体内のpHや血液ガス分圧の変化を反映した代償による影響が強く疑われます。頭蓋内の圧力が高まることで呼吸中枢がうまく機能しなくなり，深い呼吸と浅い呼吸を繰り返すような不規則な呼吸パターンを繰り返す

表 9　**呼吸調整にかかわる受容器とその特徴**

受容器	部位	主に感知する変化
中枢化学受容野	延髄	$PaCO_2$ の低下（pH の低下）
末梢化学受容器	頸動脈小体 大動脈小体	PaO_2 の低下 ＊$PaCO_2$ の上昇，pH の低下も多少は感知する

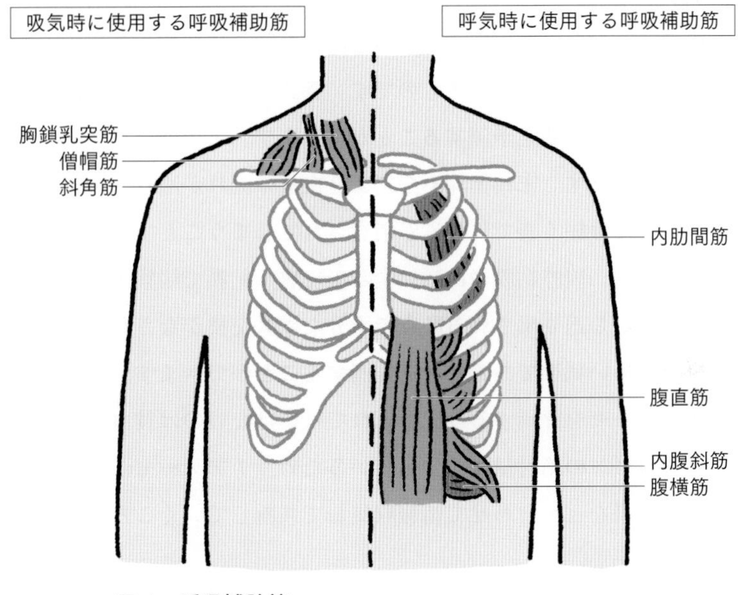

図 6　**呼吸補助筋**

ビオー呼吸などは特に注意すべき呼吸のリズムの異常です。また，血液中の pH の変化に対して 1 回換気量を増やして CO_2 を排出することで代償しようとするクスマウル呼吸も，糖尿病性ケトアシドーシスなどでみられる特徴的な呼吸のリズムの異常です。

努力呼吸

正常な呼吸に大きく影響するのは横隔膜と外肋間筋で，これらの筋肉が収縮，弛緩する動きに合わせて，空気が肺に流入したり，排出したりすることができます。呼吸への関与の程度は，横隔膜が約 7 割，外肋間筋が残りの 3 割程度といわれています。

横隔膜と外肋間筋だけでは十分な呼吸が維持できない場合に，呼吸補助筋を用いた呼吸が行われます。呼吸補助筋を用いた呼吸様式を努力呼吸といいます。呼吸補助筋としては胸鎖乳突筋，斜角筋，内肋間筋，腹直筋などがあります（図 6）。

吸気時に胸鎖乳突筋や斜角筋群の肥大がないかを観察したり，吸気努力の結果として肩呼吸や鼻翼呼吸などをしていないかを観察したりすることで，呼吸補助筋の使用の有無を確認することができます。

また，内肋間筋や腹直筋などの呼吸補助筋は呼気時に用いられますが，呼気努力の結果として呼気の延長や口すぼめ呼吸がないかを観察することでそれらの呼吸補助筋の使用の有無を評価します。

チアノーゼ

チアノーゼとは，皮膚や粘膜の色調が青紫色に変化する症状で，組織への酸素供給が不足していることを示すものです。**チアノーゼは出現する部位によって，その原因となっている病態を予測することができます。**末梢性チアノーゼは，四肢末端や顔面で観察されます。末梢循環不全により血液の流れが滞り，末梢まで十分に酸素が届かない，または届くまでに酸素が消費されてしまうことでみられる症状です。中枢性チアノーゼは，口腔粘膜や口唇，全身の皮膚・粘膜で観察されます。この場合は動脈血が左心系から送り出される時点で十分なガス交換がなされていないこと，還元ヘモグロビンが多い状態であることを推測することができます。

チアノーゼを評価するうえで忘れてはいけないのは貧血です。貧血になっているとヘモグロビンの絶対量が減少しているため，チアノーゼが生じにくくなります。血液検査の結果なども合わせて情報収集して判断していくことが必要です。

③ そのほかの観察ポイント：起座呼吸

うっ血性心不全などの患者では，起座位の姿勢をとっていることがよくみられます。これは，臥位になると全身から心臓へと戻る静脈還流の抵抗が減り，静脈還流量が増加することで肺うっ血の悪化が起こり，呼吸困難が引き起こされるからです。

気道の狭窄や呼吸筋の運動が阻害されているために努力呼吸をするような病態(例：気管支喘息)でも，上半身を起こしている様子が観察されます。これは，臥位の状態では横隔膜の収縮に制限がかかるためです。上半身を起こすことで，腹部臓器による横隔膜の動きの制限が減少し，呼吸面積が広がります。

(3) 二次評価で押さえたいフィジカルアセスメントと呼吸不全の病態

一次評価で呼吸不全を疑った際には，二次評価でその原因検索を行っていきます。原因検索で重要なフィジカルイグザミネーションには，**呼吸音の聴取**があります。ここでは呼吸音の聴取と低酸素血症の病態について解説します。

① 呼吸音の聴取

呼吸音を聴取することで，体表面からは見ることができない気道や肺胞，胸腔内の

表10　**呼吸音の異常**

音の性質	連続性副雑音		断続性副雑音	
	低調性	高調性	細かい	粗い
名称	いびき音 ロンカイ (rhonchi)	笛(声)音 ウィーズ (wheezes)	捻髪音 ファインクラックル (fine crackles)	水泡音 コースクラックル (coarse crackles)
音の特徴	グーグー	ヒューヒュー	チリチリ，パリパリ	ブクブク，パチパチ
タイミング	主に呼気で聴取されるが，吸気でも聴取されることがある	主に呼気終末で聴取される	吸気終末で聴取される	吸気の開始時から聴取され，呼気の開始時にも聴取されることがある
予測される疾患	気管支喘息 COPD 分泌物の貯留 炎症や腫瘍による気道狭窄 など	気管支喘息 COPD うっ血性心不全 分泌物の貯留 (より細い気管支) 炎症や腫瘍などによる気道狭窄 など	肺線維症 間質性肺炎 じん肺 放射線肺炎 など	肺水腫 肺炎 急性呼吸窮迫症候群(ARDS) 気管支拡張症 慢性気管支炎 など

状況，疾患を推察することができます。正常な呼吸音と異常な呼吸音を見極めることが重要であり，疾患の予測性を高めることができます。異常な呼吸音を副雑音といい，副雑音には，連続性副雑音と断続性副雑音があります(表10)。

連続性副雑音は，気管や気管支が狭窄したことにより起こる呼吸音の異常です。狭窄している気道や気管支の径によって音の高さが変わることが特徴です。狭くなった気道や気管支により気流速度が増大し，気道壁が振動することで異常な音として聴取されます。気管支喘息や分泌物の貯留，炎症などによって太い気管支が狭窄している場合には「グーグー」といった低い(低調性)音が聴取されます。一方，比較的細い気管支が狭窄している場合には「ヒューヒュー」といった高い(高調性)音が聴取されます。また，細い気管支は吸気時には広がり，呼気時には元に戻るため，より呼気終末に聞こえることも特徴です。高い音が聴取される場合は，気管支喘息や分泌物の貯留，うっ血性心不全などが予測されます。

断続性副雑音は，その音が細かいか，粗いかで発生する機序と推測される疾患が異なります。細かい音は，分泌物の貯留，間質の肥厚や線維化などで虚脱したり閉塞したりしている肺胞に空気が流入することで急激に肺胞が広がる際に聞こえる異常な音で，「チリチリ」「パリパリ」といった音が吸気終末で主に聴取されます。このような細かい断続性副雑音が聴取される場合には，肺線維症や間質性肺炎など，肺胞の弾性が

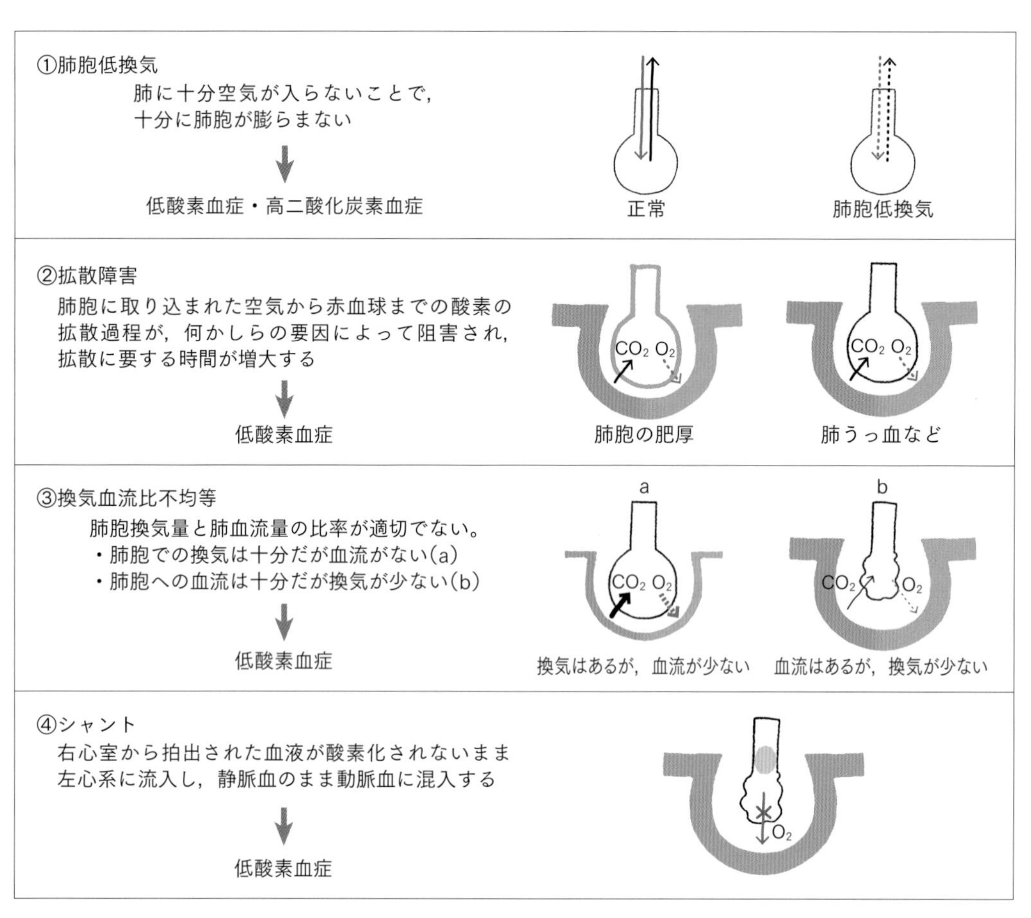

図7　**呼吸不全の病態生理**

低下していることが予測されます。粗い音は，気管支の水分量が多い場合に増加した気道内分泌物などが，空気が流入するときに弾けることで生じます。「ブクブク」「パチパチ」という音が特徴で，吸気の開始時から呼気の開始時にかけて聴取されます。粗い断続性副雑音が聴取される場合には，肺炎や肺水腫，急性呼吸窮迫症候群(ARDS)などによって気道内の分泌物の増加だけでなく肺間質内にも水分が増加していることが予測されますので，ガス交換の障害についても評価していきます。

② 呼吸不全の病態

一次評価の段階では原因までを明らかにすることはできません。しかし，緊急度の高い病態に対処しつつ，原因検索しながら介入方法を検討していきます。**呼吸不全の原因となる低酸素血症を招く原因は①肺胞低換気，②拡散障害，③換気血流比不均等，④シャントの4つです。**これらの1つ，もしくは複数の要因が重なって引き起こされます(図7)。

肺胞低換気

肺胞低換気とは，何かしらの原因によって必要な換気量が減少した状態，特にガス交換に直接関与する肺胞の換気量が減少したことで起こるガス交換の障害です。肺胞低換気では，血液中の酸素が不足し，反対に二酸化炭素が蓄積することが特徴です。各種の換気障害(閉塞性，拘束性)や，呼吸中枢の抑制などが原因で起こることが多いです。

拡散障害

拡散とは，肺胞内に取り込んだ酸素が肺胞上皮細胞，間質，毛細血管内皮細胞，血漿を通過して毛細血管内のヘモグロビンと結合するまでのガス交換の過程をいいます。この酸素が通過する過程に何らかの原因で障害が生じた状態が拡散障害です。たとえば，間質性肺炎や肺水腫などでは肺胞膜が肥厚したり，肺胞と毛細血管の間に過剰な水分が貯留して拡散を邪魔したりすることで，拡散障害が起こります。また，COPDや広範囲の無気肺がある場合にはガス交換に関与する肺胞面積そのものが減少していたり，肺胞が破壊されることで肺毛細血管と接する面積が減少し，ガス交換が障害されることもあります。肺毛細血管を介して二酸化炭素も肺胞に拡散しますが，二酸化炭素の拡散能は酸素と比べて20〜25倍も高いため，拡散障害があったとしても二酸化炭素の排出障害が起こることはほとんどありません。

換気血流比不均等

ガス交換が十分に，効率的に行われるためには肺胞換気量と肺血流量が正常に保たれていること，そして肺内各領域での換気量と血流量の比率が適切であることが重要です。この比率が適切でない状態を換気血流比不均等といいます。何かしらの病態が存在する場合には，血流が非常に少ない肺胞が存在したり，換気が非常に少ない肺胞が出現し，よりその不均等の分布が増大するため，効率的なガス交換が障害され，結果として低酸素血症の病態を呈することになります。

シャント

シャントとは，右心室から拍出された血液が，肺胞気に接触せずに酸素化されないまま左心系に流入するため低酸素血症となる状態のことをいいます。先天的な形態異常によるものだけでなく，肺胞の虚脱や気道閉塞によって換気されていない部分の肺循環がある場合も同様に，血流はあるが十分な酸素化がなされないままに動脈血として左心系に流入することになるため，低酸素血症となります。

② 循環のフィジカルアセスメント

患者急変時の一次評価において，循環のフィジカルアセスメントでは，まず循環不全の有無を判断するため，血圧や脈拍などのバイタルサイン，身体所見などの生理学的徴候をみます。そのためには，循環に関する基礎知識を理解しておくことが重要です。心臓におけるポンプ機能がどのような役割を担っているかを把握すれば，何が障害されているかを理解することができます。

生理学的徴候から心拍出量を判断しますが，**バイタルサインを単に数値として理解するのではなく，血行動態が安定しているのか，ショックなのか，酸素は全身の組織にいきわたり生命活動が維持できているのかという循環の状態をアセスメント**していくことが重要となります。

(1) まずは循環の要素と循環不全を理解しましょう

生体における循環は，全身臓器への血流を維持し，酸素およびエネルギーを供給し，代謝産物を回収する役割があります。これらの循環機能は，「心臓」「血管」「循環血液量」という要素によって成り立っています。この循環の要素の異常を判断するためには，正常な循環の理解が必要不可欠です。

血液は心臓の左室から拍出され，全身組織への灌流[注1)]を経て右房に戻ります。心臓はポンプ機能によって血液を拍出し，血管は血管抵抗(血管の拡張や収縮)・血管容量を調節して血流の配分や灌流量を調整しています[2)]。さらに，この心臓が適切にポンプとしての機能を果たすためには，心臓自体の収縮と拡張の機能に加え，心臓内で適切な方向に血液が流れるための弁の機能や，電気的刺激を伝えて心筋を動かす刺激伝導系も重要な役割を担っています。

循環不全とは，循環の要素(心臓，血管，循環血液量)の１つあるいは複数の異常により，全身臓器への酸素供給が維持できなくなった状態(circulation failure)であり，四肢の冷感や倦怠感などの臨床所見，血行動態の変化，生化学検査の結果をもとに，総合的な評価が必要となる病態です[2)]。**循環のアセスメントには，「前負荷，後負荷，収縮力，心拍数」の視点から心拍出量を評価します**(図8)。前負荷として循環血液量が適切であるか，後負荷である血管抵抗の状況について，収縮力として血圧や臓器灌流について，心拍数の変動はないか，という視点から循環を観察することで状態が判断できるようになります。

注1：心臓の収縮で産み出されたエネルギーを使って，動脈から全身の組織に血液を送り込み，静脈から血液が心臓に向かって戻ること

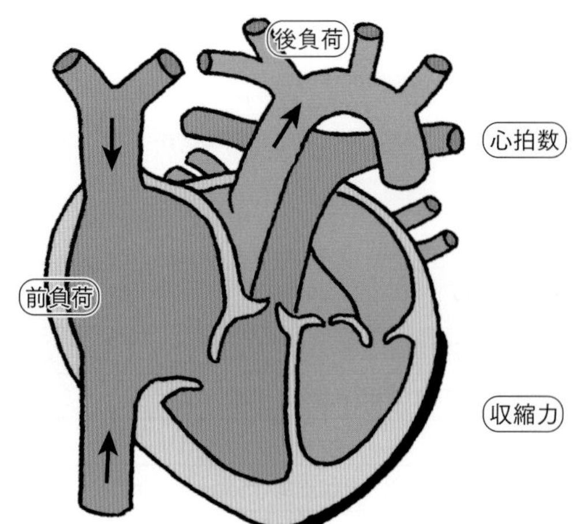

図 8　心拍出量の要素
※前負荷について
・心臓が収縮する前に心臓に戻ってくる血液の量や圧力
・心臓の拡張末期容積
・血液の循環量，血管の拡張や収縮，心臓の収縮力，弁の機能による影響を受ける
※後負荷について
・心臓が収縮して血液を送り出す血液の流れに対する抵抗力
・収縮末期圧や全血管抵抗
・血管の拡張や収縮，血液の粘稠度や流速，弁の機能，心拍数や心収縮力による影響を受ける

表 11　ショックの 5P

pallor	蒼白
perspiration	冷汗
prostration	虚脱
pulselessness	脈拍微弱
pulmonary insufficiency	呼吸不全

(2) 一次評価における循環の観察ポイント

一次評価は，生理学的徴候から生命が危機的状態にあるか，維持されているかを観察します。循環においては，**血圧，心拍数，四肢の冷感・冷汗・蒼白，橈骨動脈の触知の程度を観察**します(p.10，表 1)。これらの所見は，**ショックの判断に必要な観察項目**です。

ショックは，全身の組織が十分に酸素を利用できない状態で，致死的な急性循環不全とされ[3)]，全身への酸素供給低下，組織への血液灌流不足などの病態が生じます。四肢の冷感や呼吸不全などの臨床所見，バイタルサイン，検査結果などを総合してショックの有無を判断します。ショックには特徴的に出現する 5P といわれる徴候があります(表 11)。これらのうち，1 つでも認められた場合，ショックの可能性があると判断されます。

また，ショックの 3 つの窓とよばれる「末梢皮膚所見」「腎臓」「神経学的所見」は，全身の組織における低灌流を評価する指標で，ショックの際に出現する所見となります(表 12)[4)]。

生命を維持するためには組織に酸素を運搬する血液灌流が必要となります。しかし，組織への酸素運搬が低下したり，運搬されてもそれ以上に酸素が消費されたりしていれば酸素需給バランスは崩れてしまいます。**その指標となるのが乳酸値です。**一

表12 組織低灌流を評価する3つの窓

1)末梢皮膚所見：冷たく湿った蒼白な皮膚，斑状皮膚(mottled skin)
2)腎臓：尿量の低下(<0.5 mL/kg/時間)
3)神経学的所見：意識混濁・感覚鈍麻，見当識障害，不穏・混乱などの精神症状

表13 急変時の一次評価における循環のフィジカルアセスメント

所見	観察ポイント
血圧	収縮期血圧 90 mmHg 未満，平均血圧 65 mmHg 未満*
脈拍	頻脈，高度な徐脈
四肢の皮膚所見	冷たく湿っている(冷感・冷汗)，蒼白，斑状皮膚(mottled skin)
毛細血管再充満時間(CRT)	2秒を超える
橈骨動脈の触知	弱く速い

* 一般的に血圧低下とされる値。血圧が低下しないショックもあるため，数値だけで判断することはできない(あくまで参考値)

次評価では生理学的徴候を観察するため，血液の採取が必要な乳酸値をすぐに評価できるわけではありませんが，その後の検査において観察するとよいでしょう[注2)]。

さらに，末梢における循環が良好であるかという指標には，毛細血管再充満時間(capillary refilling time；CRT)[注3)]があります。これは非侵襲的で簡便に実施可能な手技として有用なものです。患者急変時の一次評価における循環のフィジカルアセスメントとして，表13に示す所見[4)]を観察します。

(3) ショックの判断

① ショックはすぐに症状が出現するわけではない

ショックの初期には生命を維持するために循環調節機構などが働いて(代償機転)，心拍出量を保ちます。たとえば，出血などで前負荷が低下しても頻脈にすることで心拍出量を一定程度維持することができます。そのため，ショックの初期から血圧低下などの症状が出現するわけではありません。しかし，循環障害は生じていますので，徐々に酸素供給量は低下していきます。動脈圧や酸素運搬能の低下は，代償機転を働

注2：乳酸値は組織が低酸素となり，嫌気性代謝(酸素を使わないで行われるエネルギー代謝)になることで上昇する。2 mmol/L(18 mg/dL)以上が高乳酸血症であり，組織低酸素の診断だけではなく，ショックの重症度判定や治療への反応の指標としても有用である[5)]。乳酸値の上昇は代謝性アシドーシスを引き起こし，生体は酸塩基平衡を保つために体内の酸(二酸化炭素)を排出しようと頻呼吸となる。これが循環不全において，頻呼吸が出現する原因となる。

注3：爪床を5秒間圧迫し，解除後に爪床の赤みが回復するまでの時間。正常であれば，2秒以内に回復する。それを超える時間であれば，循環は不良であり，末梢循環に障害をきたしている可能性を示唆している。

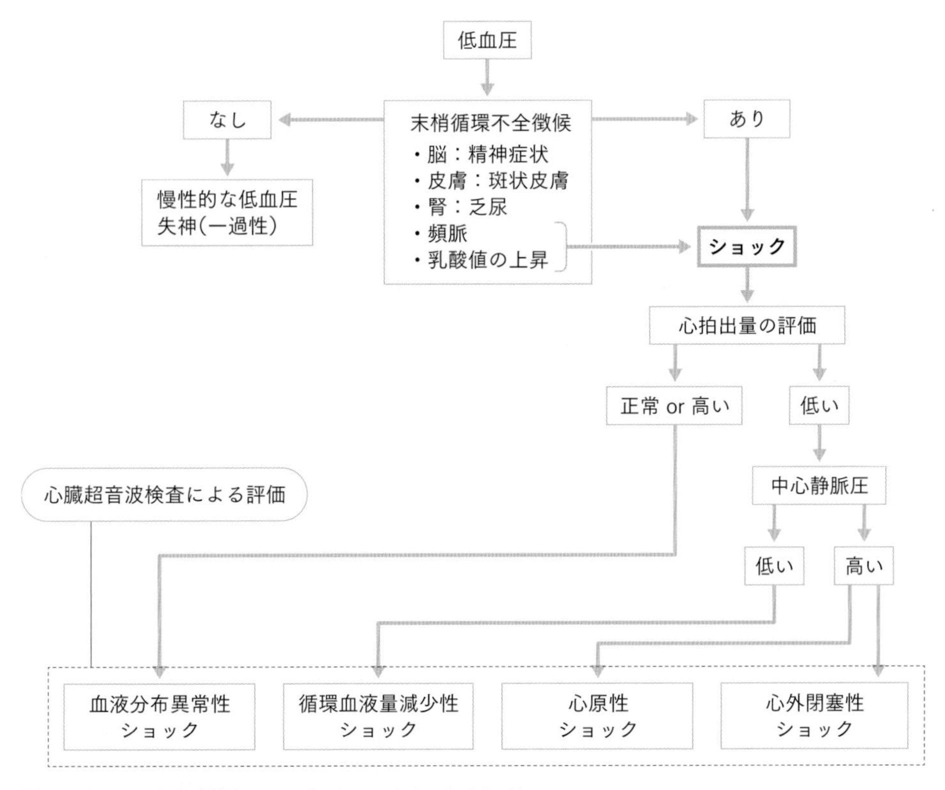

図9　**ショックの判断フロー**（文献6を参考に筆者作成）

かせ，交感神経系が亢進することで血管が収縮し脈拍が速くなります。これらは，主要な臓器を守る生体反応です。そのため，この時期に心拍出量や臓器血流が維持されていると判断してしまえば，ショックを早期に認知できなくなります。生理学的徴候や検査値などから，**代償機転も含めて一次評価の指標が増悪していないかを観察しなくてはなりません。**代償機転による臓器血流が維持できない状態が続くと，ショック症状が顕在化し，臓器障害が進行して多臓器不全に陥ってしまいます。

② 一次評価でどのようにショックの有無を判断するか

患者が急変した際には，心拍出量と身体所見から推察し，ショックの有無を判断します。一次評価では生理学的徴候をフィジカルアセスメントしていきますが，正確に判断するためには心臓超音波検査が有用とされています。しかし，看護師が実施できる検査ではないため，一次評価として身体所見から判断していきます(図9)。たとえば，頻脈は最も簡便な検脈という手技で判断することができます。電子血圧計や SpO_2 モニターなどでも脈拍数は判断できますが，脈の触知程度や四肢の冷感・冷汗は検脈などの触診が必要になります。普段実施していない手技は急変時に急に実施で

表14 心拍出量低下時の循環調節機構の作用とショック症状

<table>
<tr><th colspan="3">作用</th><th>神経性調節</th><th>液性調節</th><th>ショック症状</th></tr>
<tr><td colspan="2">心拍数</td><td>上がる</td><td>交感神経</td><td>カテコラミン</td><td>頻脈</td></tr>
<tr><td rowspan="2">1回拍出量</td><td>心収縮力</td><td>上がる</td><td>交感神経</td><td>カテコラミン</td><td rowspan="2">血圧上昇（維持）</td></tr>
<tr><td>循環血液量</td><td>増える</td><td></td><td>ADH（バソプレシン）
RAA系</td></tr>
<tr><td colspan="2">末梢血管抵抗</td><td>増える</td><td>交感神経</td><td>RAA系</td><td>末梢冷感/顔面蒼白</td></tr>
<tr><td colspan="3"></td><td>交感神経</td><td>カテコラミン</td><td>冷汗</td></tr>
</table>

RAA：レニン-アンギオテンシン-アルドステロン

きませんので，機器ばかりに頼るのではなく，日常的に実施することが望ましいでしょう。

(4) 循環の調節機構とショック症状との関係

生体は生命活動を維持するために，自律神経支配による神経性調節[注4]やホルモンなど血中の生理活性物質による液性調節[注5]という外因性調節，局所組織に備わった作用による局所性調節によって循環を調節しています[7]。このような全身における自律神経やホルモンなどによる調節機能を把握することによって，循環の要素が変動する病態を理解することができます。たとえば，脱水や出血などで循環血液量が減少した場合，バソプレシン（抗利尿ホルモン）が分泌され，尿として排泄される水分の再吸収が促進され，循環血液量を維持しようとします。このような調節機能を把握したうえで，血圧や尿量などを観察することによって，循環を適切に評価することができ，循環不全などの異常を判断することができるのです。心拍出量が低下した際における循環調節機構の作用とショック症状の関係について表14に示しました。

(5) ショックについて理解しましょう（4つの分類）

ショックは表11に示す5Pのような症状を呈しており，単に血圧が低下した状態ではありません。酸素の需給バランスが崩れており，生命は危機的状況となるので，ショック状態を早期に認知することが重要となります。

注4：神経性調節とは，神経支配を受けた細胞の活動が自律神経系の活動により調節されること
注5：液性調節とは，体液内の化学物質によって心臓，腎臓などの生体機能が調節されること

表15 ショックの分類

ショック	病態	症状
心原性ショック	心ポンプ機能低下に伴い，1回拍出量が減少することによって生じる	・心収縮力低下で前負荷は上昇するが，ポンプ機能低下により血圧は低下する
循環血液量減少性ショック	体液喪失，炎症などによる血管透過性の亢進に伴い，循環血液量が減少することによって生じる	・前負荷および心収縮力の低下に伴い，頻脈や血圧低下が出現する ・CRT 延長，皮膚の冷感・湿潤，意識変容
血液分布異常性ショック	血管の拡張や血管透過性の亢進によって血液分布に異常をきたすことで生じる	・後負荷低下に伴い，血圧が低下する ・心ポンプ機能は，初期には上昇するが，ショックの進行に伴い低下する
心外閉塞性ショック	物理的な圧迫による拡張障害や，拡張期の血液充満の障害に伴い，心拍出量が低下することによって生じる	・肺動脈から左心系への血液流入が障害され，左心系の前負荷が低下する。心ポンプ機能の低下もあり，血圧は急激に低下する

ショックは原因によって病態も異なり，「心原性ショック」「循環血液量減少性ショック」「血液分布異常性ショック」「心外閉塞性ショック」の4つに分類されます(表15)。これらのショックにおいては，循環の要素として前負荷・後負荷・収縮力のいずれかが障害されており，臓器などの組織に対する酸素供給が低下しているため，多臓器不全となる危険性もあります。そのため，ショックの有無を判断し，早期に対処する必要があるのです。

ショックの4分類は末梢循環不全の原因をベッドサイドで鑑別し，速やかに治療方針が立てられる血行動態別となっています[8)]。ICUに入室してショックとなった患者において，各ショックの頻度は，血液分布異常性ショック(65%。その内訳は敗血症性62%，敗血症性以外3%)で，次は心原性ショック(17%)，そして循環血液量減少性ショック(16%)，心外閉塞性ショック(2%)でした[9)]。一般病棟において，患者がショックで急変した状況とは異なるかもしれませんが，感染に伴う循環不全が多いといえます。血液分布異常性ショックは末梢血管が過度に拡張するので，皮膚の所見としては温感となります。しかし，心拍出量は正常か増加している一方で，相対的に循環血液量は減少するため，血圧は低下します。つまり，感染に起因するショックでは，四肢温感や体温上昇などから比較的容易に判断することができます。それ以外のショックでは，心拍出量は低下するため，末梢循環不全が生じます。そのため，表13や表15に示した所見が出現します。

ショックの病態は循環不全および組織低酸素状態です。この状態をアセスメントするためには，循環における身体所見を整理しておく必要があります。詳細な身体所見は二次評価で観察しますので，**一次評価では生理学的に不安定な状況の有無を観察し，循環の異常を察知して早期に対処する**ことを目指します。

③ 脳神経のフィジカルアセスメント

脳神経の一次評価はABCDEアプローチのうちD(Dysfunction of central nervous system)にあたり，中枢神経障害の有無とそれに伴って生じる反応を評価します。具体的なD(中枢神経)の評価の視点は，まずは**意識障害の有無**です。意識障害がある場合は瞳孔の反応，共同偏視，運動麻痺などの神経学的徴候と同時にバイタルサイン(血圧，脈拍，呼吸)が重要です。これらを確認することで，緊急度が高い病態であるかを判断します。

意識障害の原因にはさまざまな病態(表16)がありますが，その原因が頭蓋内疾患によるものなのか(一次性の意識障害)，それ以外によるものなのか(二次性の意識障害)のアセスメントは，二次評価で行います。一次評価の観察の目的は，あくまで，緊急度の判断になります。ただし，意識障害のなかでもA(気道)，B(呼吸)，C(循環)に異常をきたす緊急度が高い病態として，脳ヘルニアがあります。一次評価において，**脳ヘルニアや脳ヘルニアへとつながる可能性のある病態を早期に認識し，迅速かつ適切に対応する**ことは重要です。看護師は一次評価におけるDのフィジカルアセスメントに基づき，急いで医師に連絡したほうがよいのか，それとも観察を継続するのかなど，判断する必要があります。

緊急度が高い病態，脳ヘルニアを理解しましょう

脳ヘルニアは，頭蓋内圧が上昇することで，頭蓋内の開口部に脳実質の一部が嵌入することで生じます。その脳ヘルニアの徴候を理解するためには脳の構造を知る必要があります。

脳の表面は髄膜(硬膜，くも膜，軟膜)でおおわれ，その外側には頭蓋骨がありま

表16　AIUEOTIPS

A	I	U	E	O
・Alcohol 急性アルコール中毒	・Insulin 低血糖 糖尿病性ケトアシドーシス	・Uremia 尿毒症	・Endocrinopathy 内分泌疾患 ・Electrolytes 電解質異常 ・Encephalopathy ウェルニッケ脳症 肝性脳症	・Oxygen 低酸素血症 一酸化炭素中毒 ・Opiate 薬物中毒

T	I	P	S
・Trauma 外傷 ・Temperature 高・低体温	・Infection 感染症 脳炎，髄膜炎	・Psychiatric 精神疾患 心因性の非てんかん発作	・Stroke/SAH　脳卒中，くも膜下出血 ・Seizure　けいれん ・Syncope　失神 ・Shock　ショック

(緑は一次性の意識障害，赤は二次性の意識障害)

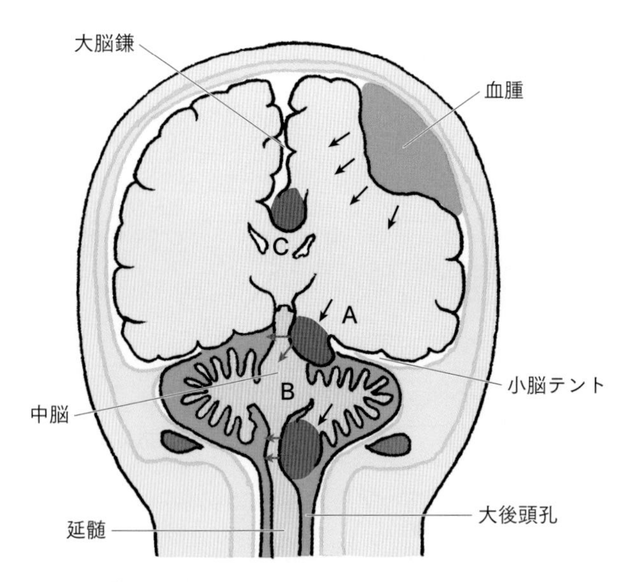

図 10　脳ヘルニア
A：テント切痕ヘルニア
B：大後頭孔ヘルニア（小脳扁桃ヘルニア）
C：大脳鎌下ヘルニア
■：嵌入した脳

す。もし，脳出血やくも膜下出血，これらに伴う脳浮腫や髄液の循環障害などがあると，正常な場合と比較して頭蓋内の容量が増えることになります。頭蓋内の容量が増えることにより頭蓋内圧が上昇します。前述したように脳は硬い骨でおおわれており，頭蓋内圧が逃げる場所（開口部）が限られています（図 10）。その頭蓋内圧の逃げる場所は大きく 3 つあり（小脳テント：図 10 の A，大後頭孔：図 10 の B，大脳鎌：図 10 の C），それぞれの部位から脳実質が嵌入することをテント切痕ヘルニア，大後頭孔ヘルニア，大脳鎌下ヘルニアといいます。これらの脳ヘルニアが生じる部位によって，特徴的な症状が出現します。たとえば，テント切痕部には中脳があるため，瞳孔の反応に変化（瞳孔不同や対光反射の消失）が生じます。また，大後頭孔には延髄があり，圧迫されると呼吸停止，血圧低下に至ります。加えて，頭蓋内圧亢進が進行すると，クッシング徴候という特徴的なバイタルサインの変化（収縮期血圧の上昇と徐脈）が生じます。脳ヘルニアになると，このような症状が出現した後に最終的には心停止に陥ります。

意識障害とは

意識障害とは，「知覚，思考，注意，認知，判断，記憶などの精神活動の障害で，一過性ないし持続性の障害」をいいます[10]。つまり，意識障害とは，目が覚めない（開眼がない）状態や目が覚めていても見当識や思考などに問題がある状態です。意識は

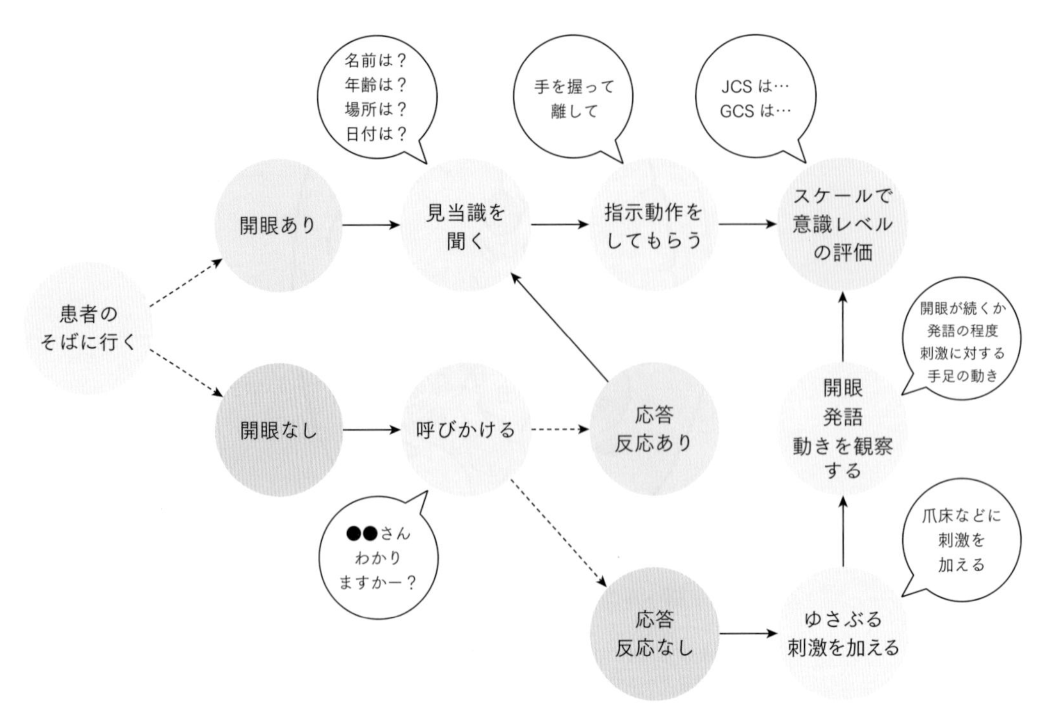

図 11　**意識レベル評価の手順のイメージ**

大脳皮質と脳幹(間脳，中脳，橋，延髄)の中央部に位置する脳幹網様体によって保持されています。そのため，これらの部位のいずれかが何らかの障害を受けると意識障害が出現します。

意識レベルの評価

まず，患者のそばにいき，目が覚めているかどうか(開眼の有無)を確認します。目が覚めていない場合には，名前を呼んだり，ゆさぶるなどの刺激を加えることによって生じる反応(開眼する，声や言葉を発する，身体を動かす)を見て意識障害の有無や程度を評価します。図 11 のような手順で観察・評価するとよいでしょう。慣れてくると患者の反応を同時に察知することで，手順を追わなくても評価できるようになります。

意識障害のレベルを誰でも同じように評価でき，医療者間で共有するために，JCS (Japan coma scale)[11]や GCS(Glasgow coma scale)[12, 13]はよく使用されるスケールです(表 17，18)。JCS は評価者によりばらつきがあること，GCS は評価方法が複雑で習得に訓練が必要であることが指摘されており[14]，最近では ECS(emergency coma scale)[15]が開発されていますが，まだ使用頻度は少ないようです(表 19)。

JCS は日本でよく使用されている分類法で，Ⅰ)刺激をしなくても覚醒している，

表 17　JCS(Japan coma scale)

I(1 桁) 刺激がなくても覚醒	1	大体清明だが，いまひとつはっきりしない
	2	見当識障害がある
	3	自分の氏名，生年月日がいえない
II(2 桁) 刺激をすると覚醒	10	普通の呼びかけで容易に開眼する
	20	大きな声またはゆさぶると開眼する(離握手に応じる)
	30	痛み刺激を加えつつ呼びかけを繰り返すとかろうじて開眼する
III(3 桁) 刺激をしても覚醒しない	100	痛み刺激に対して払いのける動作をする
	200	痛み刺激で少し手足を動かしたり顔をしかめる
	300	痛み刺激に反応しない

・「JCS I-3」や「JCS II-10」のように表記する。
・不穏(R：Restlessness)，失禁(I：Incontinence)，無動性無言(A：Akinetic mutism，間脳から上部脳幹の障害で生じる。言葉を出さず傾眠傾向で，自発的な身体の運動は眼球運動と嚥下のみ)，失外套症候群(A：Apallic state，大脳皮質や白質の広範な障害で生じる。言葉，眼球運動，体動のすべてが障害される。除皮質硬直の姿勢になる)がある場合は，「JCS I-3R」「JCS I-3A」のように表記する。

表 18　GCS(Glasgow coma scale)

点	開眼機能(E) Eye opening	最良の言語反応(V)*1 Best verbal response	最良の運動反応(M)*2 Best motor response
6	−	−	命令に従う
5	−	見当識あり	圧迫刺激部位に手足をもっていく 払いのける
4	自発的に開眼	混乱した会話	圧迫刺激に手足をひっこめる
3	呼びかけで開眼	不適当な発語	除皮質硬直(四肢の異常屈曲)
2	圧迫刺激で開眼	無意味な発声	除脳硬直(四肢の伸展)
1	開眼なし	発語，発声なし	まったく動かない

GCS 8 点(E2V2M4 のように表記する)
＊1　最良の言語反応
見当識は人，場所，時(月)を尋ねて確認する。人についてはたとえば，「私が何をしている人かわかりますか？」と問い，「看護師，医師など」と認識できるか確認する。
気管挿管や気管切開により発語や発声ができない人は T(tube)または 1 点と評価する。
＊2　最良の運動反応
左右で反応が異なるときはよいほうで評価する。
2 か所以上(爪床，眼窩上切痕，顎関節，僧帽筋)を刺激する。
麻痺の評価ではない。

II)刺激をすると覚醒する，III)刺激をしても覚醒しない，の 3 つに分けられます。各群が 3 段階に分けられるため，合計 9 段階になり点数が高いほど重症です。JCS は頭蓋内圧亢進に伴うテント切痕ヘルニア発生の危険性を判断する観点から作成されたため，くも膜下出血などの急性期意識障害に使用しやすいという特徴があります[16, 17]。

GCS は JCS と同時期に英国で開発されたスケールで，開眼機能(**E**：**e**ye opening) 1〜4 点，最良の言語反応(**V**：best **v**erbal response) 1〜5 点，最良の運動反応(**M**：

表19 ECS（emergency coma scale）

I桁 覚醒している（自発的な開眼，発語，または合目的的な動作を認める）	
1	見当識あり
2	見当識なしまたは発語なし
II桁 覚醒できる（刺激による開眼，発語または従命をみる）	
10	呼びかけにより
20	痛み刺激により
III桁 覚醒しない（痛み刺激でも開眼・発語および従命なく運動反応のみを見る）	
100 L	痛みの部位に四肢を持っていく，払いのける
100 W	引っ込める（脇を開けて）または顔をしかめる
200 F	屈曲する（脇を閉めて）
200 E	伸展する
300	動きがまったくない

L：Localization　W：Withdrawal　F：Flexion　E：Extension

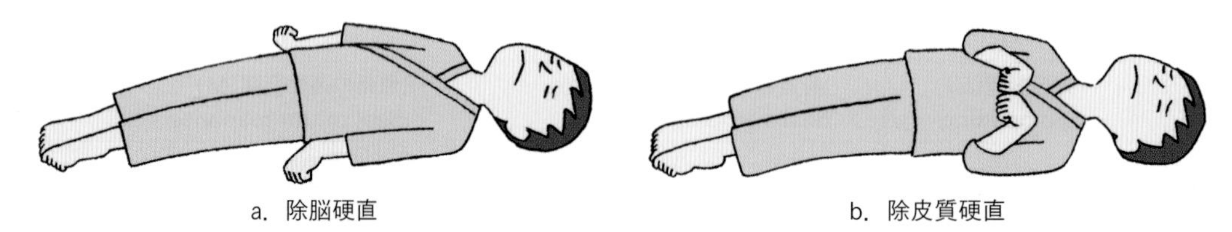

図12 除脳硬直と除皮質硬直

a：刺激によって，上・下肢は強く伸展して全身がそり返り，上肢は強い回内を伴う。
b：除脳硬直と似るが，上肢は屈曲し，下肢は伸展する。

best motor response）1～6点で，3つの機能の合計点で評価します。重症3点～意識清明15点になります。最良の運動反応（M）で3点の除皮質硬直（図12b）（四肢の異常屈曲：上肢は屈曲し，下肢は伸展状態）は，大脳基底核や間脳など両側の大脳半球の広範な障害でみられます。2点の除脳硬直（図12a）（四肢が伸展し，手首のみ屈曲する状態）は，中脳や橋の障害でみられます。GCSは救急領域ではよく使用されているスケールです。

意識レベルの評価は，「JCS II-30」や「GCS 8点（E2V2M4）」のように表記します。このような意識レベルの場合，患者は痛み刺激や圧迫刺激によって開眼してもすぐに閉眼してしまい，医療者の指示に従える状態ではありません。したがって，脳ヘルニアに至る致命的な状態である可能性があり，緊急度が高いと言えます。いずれの意識レベルの評価方法も開眼の有無，発声・発語や会話の内容，身体の動きによって意識障害のレベルを判断するため，A（気道），B（呼吸），C（循環）の評価をしている間にもおおよその見当をつけることが可能です。

瞳孔の反応と評価(眼位も)

次に瞳孔の観察です。正常な瞳孔は，円形で左右同じ大きさ(2.5～4 mm)です。通常は眼に光をあてると対光反射(瞳孔の収縮)があります。対光反射は眼に入った光が視神経を通り，中脳にある動眼神経(第3脳神経)の働きによって生じます。対光反射は直接反射と間接反射があり，直接反射とは光をあてた側の瞳孔が収縮することで，間接反射とは光をあてていない側の瞳孔が収縮することです。

瞳孔の観察では，自然光による瞳孔の大きさを確認します。その後にペンライトなどで直接眼に光をあてて対光反射を観察します。このとき，瞳孔不同(左右差0.5 mm以上)や縮瞳(≦2.0 mm)，散瞳(≧5.0 mm)を認める場合は異常です。

意識障害と瞳孔不同を認める緊急度が高い病態はテント切痕ヘルニアが考えられます。テント切痕部において脳実質が嵌入し，中脳を圧迫することで動眼神経が麻痺します。動眼神経の働きが障害され，病側の瞳孔が散瞳することによって，瞳孔不同になります。テント切痕ヘルニアの初期においては，瞳孔不同はわずかで対光反射も残っているといわれています。

一方，縮瞳を認める緊急度が高い病態は，橋出血(交感神経障害)や有機リン中毒(アセチルコリンの蓄積による副交感神経の活性化)などがあります。これらの場合には著明に縮瞳し，瞳孔が点のようになります。

共同偏視と麻痺

瞳孔の観察時には同時に眼球の位置を観察します。眼球が注視したように偏位することを共同偏視といいます。特徴的なものには，被殻出血時の病側への眼球偏位や視床出血時の内下方への眼球偏位，橋出血時の眼球の正中位固定などがあります。これらの共同偏視は，単独で出現するわけではなく，運動麻痺などの神経学的徴候も合わせてアセスメントする必要があります。被殻出血や視床出血では病変と反対側の運動麻痺，橋出血では四肢麻痺が出現する可能性があります。

繰り返しになりますが，一次評価では緊急度の判断を行います。そのため，脳ヘルニアかどうかを判断するために共同偏視や麻痺の観察は重要な点ですが，その他の具体的な病態や疾患のアセスメントは二次評価で行います。

頭蓋内圧亢進とバイタルサインの変化(図13)

脳の血流量は脳灌流圧(脳の血圧みたいなもの)と脳血管抵抗(脳血管の拡張や収縮)が関係しています。「脳血流量＝脳灌流圧/脳血管抵抗」の式で表すことができます。脳灌流圧が上がると脳血流量が増加し，脳血管抵抗が高まる(脳血管が収縮する)と脳血流量が減少するということです。脳灌流圧と脳血管抵抗が調整されることで脳血流

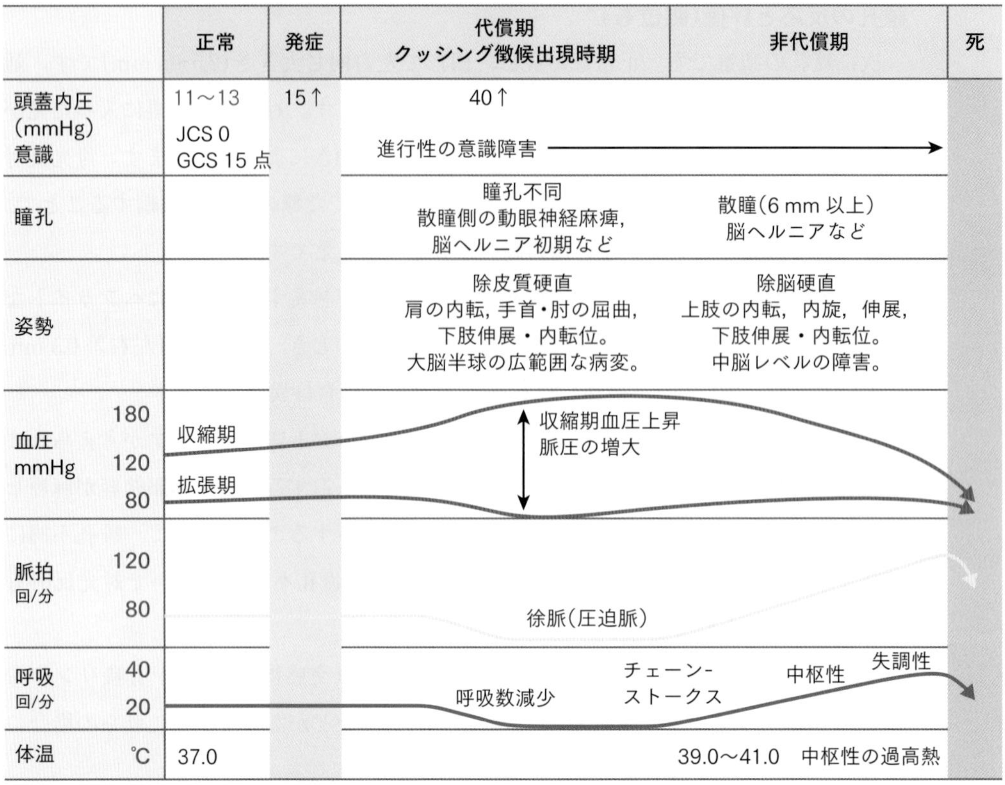

	正常	発症	代償期 クッシング徴候出現時期	非代償期	死
頭蓋内圧 (mmHg) 意識	11〜13 JCS 0 GCS 15 点	15↑	40↑ 進行性の意識障害 →	→	
瞳孔			瞳孔不同 散瞳側の動眼神経麻痺， 脳ヘルニア初期など	散瞳(6 mm 以上) 脳ヘルニアなど	
姿勢			除皮質硬直 肩の内転，手首・肘の屈曲， 下肢伸展・内転位。 大脳半球の広範囲な病変。	除脳硬直 上肢の内転，内旋，伸展， 下肢伸展・内転位。 中脳レベルの障害。	
血圧 mmHg 180 / 120 / 80	収縮期 拡張期		収縮期血圧上昇 脈圧の増大		
脈拍 回/分 120 / 80			徐脈(圧迫脈)		
呼吸 回/分 40 / 20			呼吸数減少 チェーン- ストークス	中枢性 失調性	
体温 ℃	37.0			39.0〜41.0 中枢性の過高熱	

図 13 **クッシング徴候時の神経学的症状やバイタルサインの変化イメージ**
ICP(intracranial pressure：頭蓋内圧)

量は一定に保持されます。このような脳の働きを自動調節能といい，正常に自動調節能が働くのは平均動脈血圧が 60〜160 mmHg の範囲内といわれています。頭蓋内圧が亢進すると脳の血管が圧迫され，脳の血流量が減少するため，全身の血圧の上昇によって脳灌流圧を上げ，脳の血流量を保持しようとする生理的な力が働きます。このことをクッシング徴候といい，脳ヘルニアの徴候の 1 つです。詳しくは以下で説明します。

正常な頭蓋内圧は，仰臥位で 60〜180 mmH_2O(11〜13 mmHg)，頭蓋内圧亢進時には 200 mmH_2O(15 mmHg)以上になります。慢性の頭蓋内圧亢進症状としては，頭痛，悪心・嘔吐に加えて，うっ血乳頭による視力障害が知られています。急激な頭蓋内圧亢進時にも頭痛や悪心・嘔吐が出現します。頭痛は進行性で，悪心・嘔吐は食事とは関係なく現れます。悪心・嘔吐は延髄の嘔吐中枢が刺激されることで出現するといわれており，突然吐くことが特徴です。

頭蓋内圧が亢進すると脳灌流圧が低下し，脳血流量が減少します(平均動脈圧－頭蓋内圧＝脳灌流圧)。そのため，身体は頭蓋内圧に打ち勝とうと全身の血圧を上昇さ

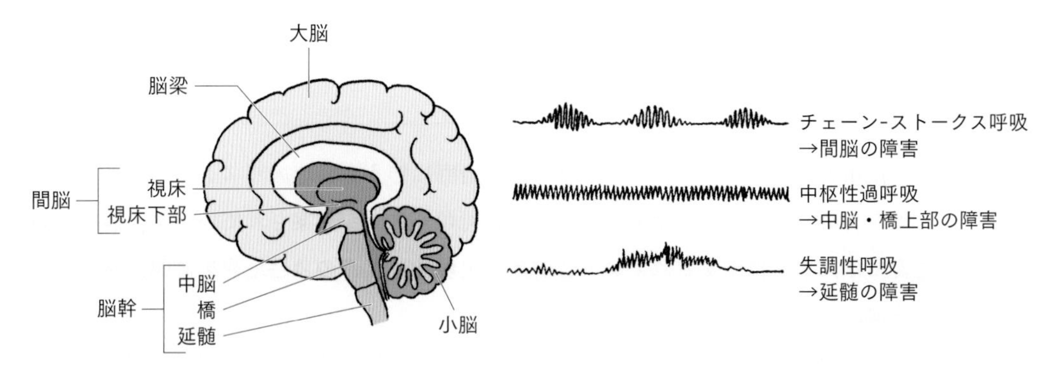

図14 **障害部位と呼吸パターン**

せることで脳血流を保持しようとします。このとき，一定の心拍出量を維持する必要がありますが，頻脈では血圧を維持することができません。生理的な反応として，血圧が上昇することに対して頸動脈と大動脈弓にある圧受容器が作用して，迷走神経(副交感神経)が反応することで徐脈になります。この頭蓋内圧亢進時に生じる全身の血圧の上昇をクッシング徴候(頭蓋内圧 40 mmHg 以上)といいます。収縮期血圧の上昇，脈圧(収縮期血圧と拡張期血圧の差)の増大(圧迫脈)，徐脈が特徴的です。

また，このような頭蓋内圧亢進時には呼吸の変化も生じます。いびき様の呼吸は，舌根の筋肉のゆるみから舌根沈下が生じ，気道が狭窄・閉塞することによります。チェーン-ストークス呼吸は間脳(視床・視床下部)の障害，中枢性過呼吸は中脳，橋上部の障害，失調性呼吸は延髄の障害が考えられます(図14)。

D(中枢神経)のフィジカルアセスメントのまとめ

一次評価のD(中枢神経)のフィジカルアセスメントでは，**意識障害の有無やそれに伴う緊急度の高い脳ヘルニアが生じていないかどうかの観察**が重要です。頭蓋内圧が亢進し，脳ヘルニアに至る状況では，意識障害に合わせて瞳孔不同，麻痺，クッシング徴候を伴う可能性があります。それぞれの症状がバラバラに出現するわけではないため，意識障害を認めたら同時に観察を行い，緊急度を判断しましょう。

そして，十分なエビデンスはありませんが，「クッシング徴候など頭蓋内圧亢進が示唆される場合には頭部挙上を考慮してもよい」といわれています[18]。頭部挙上 30 度以上は脳灌流圧が低下し，脳血流量が減少する可能性があるため，15～30 度を検討してください。一次評価においてD(中枢神経)に問題がある場合は，二次性の障害を回避するためにABCの安定を目指しましょう。

6 二次評価におけるフィジカルアセスメント

入院中の患者においては，現病歴やその治療に伴う合併症のリスク状態，または既往歴を含めた疾患の急性増悪に関する看護問題リストが立案されています。**病棟での急変では，まずは予測されている合併症の出現や，疾患の急性増悪を念頭に観察を行います。**

二次評価（解剖学的な異常の把握）では，一次評価（生理学的な異常の把握）で顕在化，あるいは潜在化していると考えられる問題（疾患・病態）に焦点を絞って情報を収集していきます。具体的には，主訴を明確にして，その主訴から見逃してはいけない疾患（緊急度の高い疾患）を想起し，その疾患の症状や特徴を踏まえた，問診，身体所見を観察し，その所見を検証（原因検索）していきます。ここでは，病棟における「患者急変対応フローチャート」（p.8）のセクション4-1（病態アセスメント）・4-2（臨床推論）について解説します。

① 急変時の問診

原因を特定するための手がかりをつかむために，まずは問診が重要です。**病歴の問診だけで診断の8割に行き着く**とさえいわれています。問診では，患者の基本属性として「主訴」「現病歴」「既往歴」をSAMPLER（p.11，表2）に沿って漏れなく聴取します。さらに，看護問題リストのO-Pに沿って問診しますが，急変時の場合は，発症の経過や症状を詳細に把握するためにOPQRST（p.11，表3）を用いて患者や電子カルテから情報を収集します。

たとえば患者が「胸痛」を訴えている場合，発症様式（Onset）は突然なのか，徐々に進行して発症したのか，あるいは発作性のものか，などについて確認します。次に寛解・増悪（Palliative & Provocative）の要因は何か，そして，痛みの性質（Quality）は「締め付けられる痛み」なのか，「引き裂かれるような痛み」なのか，部位（Region）は「胸全体」なのか，「背中のほうに移動している」のか，について問診します。続けて時間経過（Time）と治療（Treatment）を問診し，原因となる疾患・病態を想起するために必要な情報を得ていきます。

このように，SAMPLER，OPQRSTを用いることで，急変時の限られた時間のなかで患者の状態を系統的，効率的に正確にとらえることができます。これらの情報を収集することで症状の分析ができ，見逃してはいけない疾患の警告症状を拾い上げることにつながります。特に警告症状を見つけるためにはOPQRSTのうちOQTに注目するとよいでしょう。たとえば，発症様式（O）が突然である場合，何かが「詰まる」

表 20　二次評価のフィジカルイグザミネーション(身体所見)

部位	所見
頭部	視診：顔貌，顔色，顔面浮腫，眼瞼結膜(貧血)，眼球(黄疸・充血)
頸部	視診：頸静脈怒張，陥没呼吸，呼吸補助筋 触診：気管の偏位，甲状腺の腫大，リンパ節の腫脹
胸部	視診：鳩胸や漏斗胸などの胸郭変形，呼吸パターン，呼吸数，(起座呼吸) 触診：皮下気腫 打診：前胸部・背部の清音・濁音・鼓音 聴診：吸気と呼気の割合，副雑音・異常呼吸音，心音(過剰心音，心雑音の有無)
腹部	視診：輪郭や形状，皮膚色，静脈怒張，膨隆，手術痕 聴診：血管雑音や腸管の蠕動運動音 打診：腹水やガスの有無(鼓音・濁音)，打診痛 触診：圧痛(マックバーニー点・ランツ点)，筋性防御，反跳痛(ブルンベルグ徴候)，マーフィ徴候，拍動性の腫瘤
四肢(筋・骨格系)	視診：体型や姿勢，歩行異常，自動運動の範囲，腫脹・発赤・バチ指・チアノーゼ・皮膚および粘膜病変 触診：他動時の抵抗や筋緊張，可動時異常音 その他：皮膚温の左右差や筋萎縮，浮腫，ホーマンズ徴候
背部	視診：外傷 触診：肋骨脊柱角の圧痛 打診：叩打痛
脳神経	視診：姿勢，口調，歩行，顔面麻痺・知覚，言語(構音障害) 触診：筋強剛の有無，表在感覚(触覚，痛覚，温度覚)，深部感覚(振動覚，位置覚) 意識レベル：JCS，GCS 瞳孔所見：対光反射，瞳孔径と左右差 髄膜刺激症状：項部硬直，ジョルトアクセンチュエーション，ネックフレクションテスト，ケルニッヒ徴候，ブルジンスキー徴候 錐体路障害：バビンスキー反射，チャドック反射 運動麻痺：バレー徴候，ミンガッチーニ徴候，徒手筋力テスト(MMT) 運動失調：指鼻試験，膝踵試験

「裂ける」「破れる」「捻れる」という現象を意味しており，このような現象の疾患には重篤で緊急性が高いものが多く，見逃してはいけない疾患・病態の特徴として理解しておきます。

② 系統別フィジカルアセスメントと病態アセスメントを中心としたアプローチ

入院後は看護計画に沿って観察を行っています。つまり，**疾患や病態(現病歴や既往歴)に関係する臓器に焦点を絞って観察しており，これを系統別フィジカルアセスメントといいます。**したがって，一次評価と主訴，および問診の結果から，合併症の出現や，疾患の急性増悪の可能性を疑った場合，看護問題リストのO-Pに基づいて二次評価を実施します。通常，二次評価で観察すべきフィジカルイグザミネーション(身体所見)は表20の通りですが，看護問題リストのO-Pに基づいて観察するということは，必然的に，病態に関連する症状を，系統別フィジカルアセスメントとして観察することになります。たとえば，慢性心不全の急性増悪については，肺水腫や心機能低下を評価するため，呼吸音や心音を聴取します。虫垂炎の合併症として腹膜炎を疑えば，筋性防御，反跳痛(ブルンベルグ徴候)を触診で観察し，腹膜刺激症状の有無を確認します。くも膜下出血後の脳血管攣縮や頭蓋内圧亢進の合併症を疑えば，意識レベルの低下や瞳孔所見，運動麻痺の有無などの神経学的所見を評価するということです。

次に，一次評価と二次評価を統合して，合併症の出現，急性増悪の有無と程度について「アセスメント」します。そして，経過観察とするのか，指示書に基づいて対応する必要があるのか，または医師に報告するのか，について選択し，その後の対応が決まります。

ここでの「アセスメント」とは，**緊急度の判断**であるということが重要なポイントです。呼吸困難の訴えがあり，心不全の急性増悪が疑われた場合，呼吸音を聴取すると下葉の一部で副雑音が聴取されたが，入院時と変わりない所見であり，5分程度の安静で呼吸困難も軽減したのであれば，緊急度は高くないと判断するでしょう。一方，肺野の50%以上で副雑音が顕著に聴取され，過剰心音も生じていれば普段の所見よりも増悪していると評価し，緊急度は高いと判断するはずです。これが病態アセスメントにおける緊急度の判断(図15)となります。

では，腹膜炎や頭蓋内圧亢進の場合はどうでしょう。これはいずれも緊急度の高い生命や機能予後を脅かす見逃してはいけない疾患(killer disease：キラーディジーズ)に分類されています。このようなキラーディジーズと呼ばれる疾患・病態は，たとえ一次評価でバイタルサイン(生理学的徴候)が安定していたとしても，いずれバイタルサインに異常を生じ，急変(病態悪化)が加速的に進行するリスクがあります。そのため，**キラーディジーズについては，現時点の一次評価や二次評価が安定していたとしても，緊急度は高いと判断して対応していく必要があります。**もちろん，すでに関連する症状や身体所見が陽性であれば，その緊急度はさらに高い状況と判断しなくてはなりません。

③ 重点的アセスメントと医学診断時に用いられる仮説演繹法を使用したアプローチ

急変時の二次評価では，看護問題リストのO-Pに沿って観察することをすでに述べました。しかし，もし**立案していた看護問題リストの合併症や疾患の急性増悪とは異なる場合は，新規の疾患を発症した可能性に重点を置き，臨床推論の思考過程**(セクション4-2，図3の右側のフロー)を発揮しながら疾患を予測していきます。

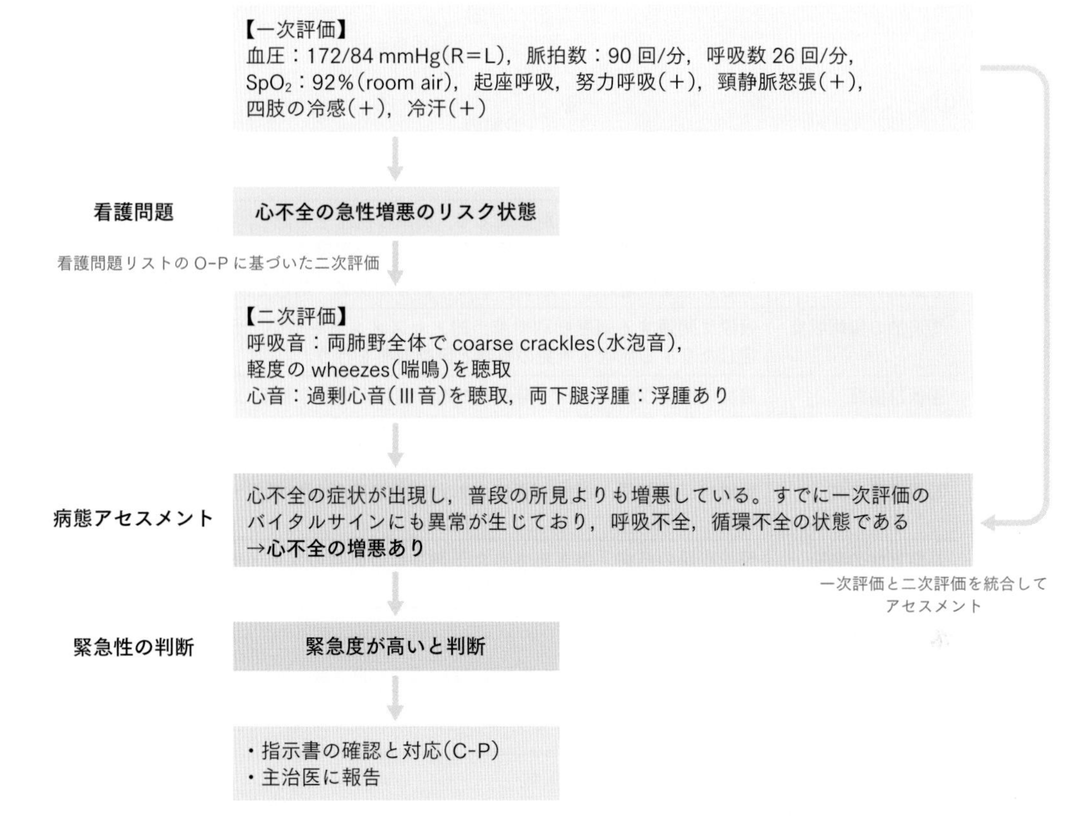

図 15　**心不全の系統別フィジカルアセスメントと病態アセスメント**

(1) 看護領域における臨床推論

看護領域における臨床推論とは，問診やフィジカルアセスメントなどの情報を用いて患者の健康状態を同定し，看護ケアに関連づけるための推理・推察といった思考過程といえます。つまり，診断という医行為ではなく，患者の健康状態を明らかにするための看護アセスメントを含んだ思考過程(看護過程)です。

救急初療看護実践の中には，「緊急度の判断」「救急処置の準備，実施」「検査の準備，実施」といった役割がありますが，これは病棟急変の場合においても同様に考えることができます。患者に生じている症候の原因が確定しない(現時点で診断がわからない)中でこの役割を果たすためには，疾患の予測が必要であり，医師と情報や臨床推論の過程を共有することで迅速な対応が可能となります。そのため，急変時に看護師が行う臨床推論では，医師が診断過程で用いる臨床推論を応用します。

臨床推論には，「徹底討論法」「仮説演繹法」「パターン認識」がありますが，急変場面での臨床推論には「仮説演繹法」を用いることが推奨されます。

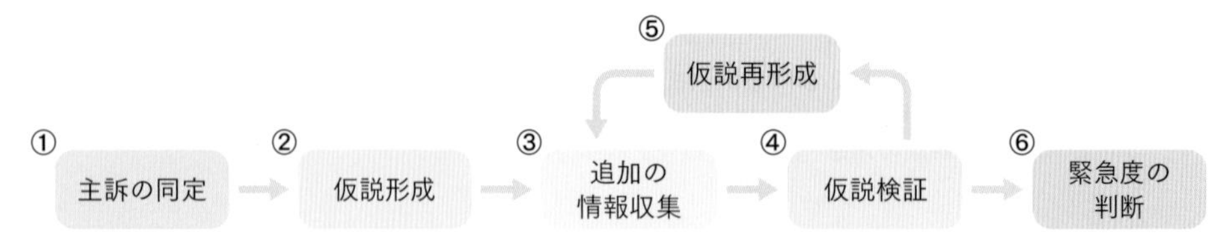

①情報収集と主訴の同定	最初に患者の年齢・性別に加えて，簡単な病歴を確認し，主訴の同定を行う。患者の健康問題をイメージするためのヒントを得る。
②仮説形成	患者の健康問題として思い浮かんだ患者の疾患・病態を仮説として形成する。
③追加の情報収集	仮説に関連する病歴聴取や重点的アセスメントを行い，仮説を支持したり否定したりする症状・所見の有無と情報収集を行う。
④仮説検証	追加の情報収集によって得られた臨床情報と仮説を照らし合わせる。 仮説の緊急度が判断できる程度に明らかになるか(ルールイン)，それとも仮説を考える必要がないと否定(ルールアウト)できる程度までの検証を行う。
⑤仮説再形成	仮説検証の結果，仮説が否定されれば仮説を新しい疾患・病態に入れ替えていく。
⑥緊急性の判断	仮説検証の結果，導き出された予測される患者の疾患・病態から，患者の健康問題の緊急性の高さを判断する。

図16 **仮説演繹法のプロセス**

〔日本救急看護学会『フィジカルアセスメント』編集委員会(編)：救急初療看護に活かすフィジカルアセスメント，p.16，へるす出版，2018より一部改変〕

(2) 仮説演繹法と重点的アセスメント

「仮説演繹法」とは，想起した疾患・病態の仮説をつくり，新しく得られた臨床情報と診断仮説を照らし合わせて評価し，仮説の「確からしさ」の可能性を吟味する方法です。主訴(症候)をもとに，手がかりとなる情報を収集し，そこで見逃してはいけない疾患を主に4±1程度の仮説形成を行い，手がかりとなる情報を解釈し，その仮説が正しいのか，矛盾しないかどうかを検証して診断を導き出します(図16)[19]。**このプロセスでは，仮説を形成して，その仮説を検証するために関連した身体所見の観察を進め，重点的アセスメント(フォーカスアセスメント)をしていきます。**

ただし，急変時であっても，重点的アセスメントだけでは情報不足で疾患の予測を立てることができない場合は系統的にフィジカルアセスメントを行います。頭部から足先まで(head to toe)の全身を観察することを系統的フィジカルアセスメントといいます。全身観察は頭部，頸部，胸部，腹部，四肢，神経系などを系統的に観察し，「視診・触診・打診・聴診」と五感を駆使して進めていきます(表20)。これを医学診断過程では「徹底的検討法」といいます。

(3) 仮説演繹法の実際：仮説の形成

① 患者の基本情報の絞り込み

年齢や性別によって，頻度が明らかに異なる疾患があることから，通常，患者の年齢や性別といった基本情報を知ることで仮説を絞り込むことができます。たとえば，胸痛を訴える患者が20歳代の若年者であれば，急性心筋梗塞のような動脈硬化性疾患を第一に仮説として想起する必要はありません。また，腹痛を訴える若年の男性患者であれば，緊急性の高い疾患の1つに異所性妊娠を想起する必要はないということです。一般的に若年者では先天性疾患，高齢者では変性疾患の可能性が高くなることを覚えておきましょう。

② 主訴からの絞り込み

一次評価で顕在化もしくは潜在化していると考えられる特定の問題(疾患)に焦点を当て，問診を用いて患者の情報を収集して**仮説**を立てます。たとえば，患者の主訴が「腹痛」だったとします。腹痛には，腹部に対する解剖学的アプローチと，疼痛に対する病理学的アプローチを組み合わせた考え方が必要となります。解剖学的アプローチとは，疼痛部位からそこに位置する臓器に由来する疾患を仮説として考えます。右下腹部の疼痛であれば，虫垂炎などを仮説とするでしょう。次に病理学的アプローチとは，痛みの性状などから疾患を予測し仮説を考えることです。鈍い痛みなら内臓に由来する痛み(内臓痛)と考え，鋭い痛みなら皮膚や腹膜などに由来する痛み(体性痛)と考えます。このように，主訴を確認したのち，解剖学的側面と病理学的側面から仮説形成することができます。

③ 頻度，緊急度からの絞り込み

仮説として疾患を考えるとき，緊急度(critical：クリティカル)と頻度(common：コモン)の2つの視点で優先順位の高い疾患を想起していくことが重要です(表21)[20]。患者急変の場面では，**はじめに生命や機能予後を脅かす緊急度の高い見逃してはいけない疾患(キラーディジーズ)を仮説として想起します。**次にその仮説を検証し，ルールイン(確定診断)，ルールアウト(除外診断)の予測をすることが重要となります。

たとえば胸痛の場合は，5 killer chest pains と呼ばれる，急性心筋梗塞，急性大動脈解離，肺血栓塞栓症，緊張性気胸，特発性食道破裂がキラーディジーズに分類されます。逆に，よく遭遇する疾患をコモンディジーズ(common disease)といいます。検証の結果，見逃してはいけない疾患の可能性を除外できれば，コモンディジーズにも焦点を当てて再検証することになります。

表21 緊急度(critical：クリティカル)と頻度(common：コモン)の主な疾患

	緊急度(critical：クリティカル)：見逃してはいけない疾患	頻度(common：コモン)：よく遭遇する疾患
呼吸困難	気道異物，急性喉頭蓋炎，急性心不全，緊張性気胸，肺血栓塞栓症，非心原性肺水腫(ARDS)，気管支喘息	肺炎，過換気症候群
胸痛	急性冠症候群(急性心筋梗塞)，急性大動脈解離，肺血栓塞栓症，緊張性気胸，特発性食道破裂	心不全，不整脈，肺炎，胸膜炎，胃・十二指腸潰瘍，逆流性食道炎，胆石症，肋間神経痛
意識障害	脳出血，脳梗塞，低酸素血症，循環不全(消化管出血など)，高アンモニア血症，薬物中毒，大動脈解離，てんかん発作，頭部外傷，(頭蓋内圧亢進)	アルコール，頭部外傷，解離障害
頭痛	くも膜下出血，脳出血，髄膜炎，脳梗塞，急性硬膜下血腫，緑内障	片頭痛，緊張性頭痛，群発性頭痛，頸椎症
腹痛	腹膜炎，腸間膜虚血，腹部大動脈瘤破裂，大動脈解離，消化管穿孔，異所性妊娠破裂，急性腸間膜動脈閉塞症，卵巣捻転，精巣捻転，重症急性膵炎，急性胆囊炎	虫垂炎，急性胃腸炎，胆石症，尿管結石，骨盤内炎症症候群
めまい	脳幹・小脳出血，不整脈，低血糖，脱水	良性発作性頭位めまい症，前庭神経炎，メニエール病
失神	不整脈，急性大動脈解離，くも膜下出血，肺血栓塞栓症，弁膜症	血管迷走神経反射，状況性失神，循環血液量減少，自律神経失調症
吐血	食道静脈瘤破裂，消化管潰瘍，肺胞出血	マロリー-ワイス症候群，急性胃粘膜症候群
発熱	敗血症，細菌性髄膜炎，脳炎，感染性心内膜炎，心筋炎，急性腎盂腎炎，壊死性筋膜炎	上気道炎，膠原病，肺炎，急性咽頭炎

〔日本救急看護学会『フィジカルアセスメント』編集委員会(編)：救急初療看護に活かすフィジカルアセスメント，p.139，へるす出版，2018より一部改変〕

(4) 仮説演繹法の実際：胸痛のプロセス(図17)

75歳の男性患者で，「胸が痛い」と20分以上続く胸痛を訴えています。高血圧症と糖尿病の既往歴があることから，仮説形成として，胸痛のキラーディジーズである「急性心筋梗塞」「急性大動脈解離」「肺血栓塞栓症」をあげます。手がかりとなる情報を解釈するために，問診および身体所見を重点的に観察します。

問診(表22)では，突然発症の胸痛であり，胸全体が重苦しい鈍痛や心窩部への放散痛があります。引き裂かれるような胸痛や背部痛，痛みの部位が移動する症状，および呼吸困難，意識障害はありませんでした。仮説形成した疾患を検証・除外する目的で情報の分析・解釈を行います。検証の結果，急性心筋梗塞を疑うことができます。同時に，背部痛や痛みの部位の移動(血圧の左右差もなし)，意識障害もないことから急性大動脈解離は疑いにくく，呼吸困難も認めないため肺血栓塞栓症も除外(ルールアウト)と考えます。さらに12誘導心電図や血液検査，胸部X線検査，超音波検査(心エコー)を進める中で急性心筋梗塞と診断されます。

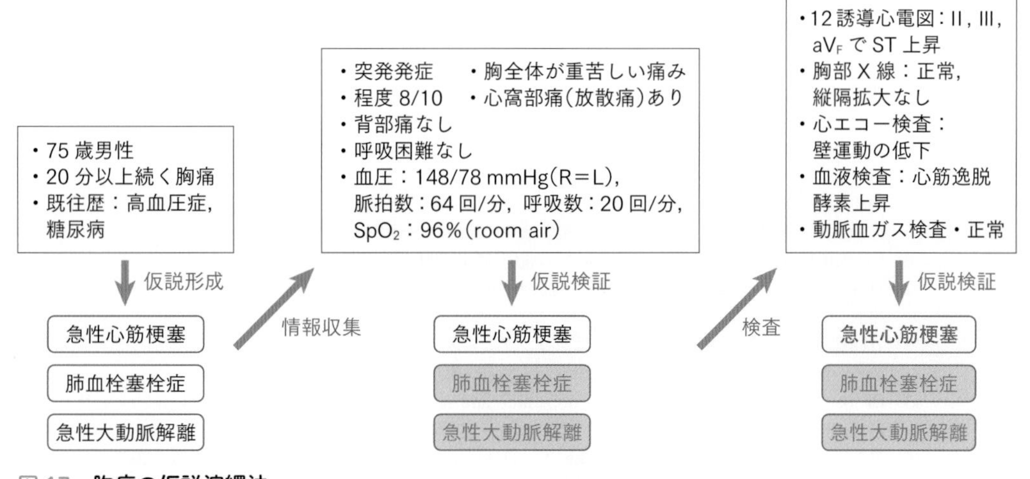

図 17 **胸痛の仮説演繹法**

表 22 **胸痛を訴える患者の問診例**

S：胸痛 A：アレルギーなし M：ACE 阻害薬，DPP-4 阻害薬 P：高血圧症(15 年前)，糖尿病(7 年前) L：昨晩の夕食 E：朝方突然，胸痛が出現した R：1 年前まで 50 年間喫煙	O：突然に発症 P：症状の増悪・軽減する要因はなし Q：胸全体が重苦しい痛み，8/10 程度 R：背部痛なし，痛みの部位の移動はなし，心窩部痛あり S：軽度の吐き気あり，呼吸困難感なし T：現時点で内服はしていない

急性心筋梗塞の場合，できるだけ早期に経皮的冠動脈インターベンション(PCI)を実施する必要があります。そのためにも，仮説を形成して急性心筋梗塞の陽性所見を迅速に評価し，医師に的確に報告する必要があります。さらに 12 誘導心電図や心エコー検査を迅速に実施できるよう準備を整え，初期投与の内服薬や万が一の致死性不整脈の出現に備えて AED を準備し，PCI に向けた準備と他部署との連携ができれば円滑な診療の補助となります。もちろん，疾患を予測しながら対応することで，患者への精神的なケアにもつなげていく必要があります。

このように，看護師が医学診断を行うことはありませんが，疾患を予測して優先順位を決め，看護実践を行うために，仮説演繹法を看護師の臨床推論にも応用していきます。

引用文献

1）日本医療教授システム学会（監修）：患者急変対応 for Nurses ガイドブック，中山書店，2008.
2）橋本壮志，天谷文昌（著）：循環不全の定義と診断，藤野裕士（編）：急性循環不全，pp.2-8，中山書店，2019.
3）Cecconi M, et al.：Consensus on circulatory shock and hemodynamic monitoring. Task force of the European Society of Intensive Care Medicine. Intensive care Med, 40(12): 1795-1815, 2014.
4）Vincent JL, et al.：Clinical review: Circulatory shock - an update: a tribute to Professor Max Harry Weil. Crit Care, 16(6): 239, 2012.
5）佐藤康次，谷口巧：ショック，救急・集中治療，32(4)：935-943，2020.
6）Vincent JL, et al.：Circulatory shock. N Engl J Med, 369(18): 1726-1734, 2013.
7）日本救急看護学会（監修）：循環器系，救急初療看護に活かすフィジカルアセスメント，pp.66-75，へるす出版，2018.
8）竹内悠二，岡本健：血圧が低下すればショックと定義できる？—ショックの定義と病因別・血行動態別分類の特徴とは？，救急・集中治療，29(5・6)：301-307，2017.
9）De Backer D, et al.：Comparison of dopamine and norepinephrine in the treatment of shock. N Engl J Med, 362(9): 779-789, 2010.
10）最新医学大辞典編集委員会（編）：意識障害，最新医学大辞典 第3版，p.77，医歯薬出版，2005.
11）太田富雄，和賀志郎，半田肇，斎藤勇，竹内一夫，鈴木二郎，高久晃：意識障害の新しい分類法試案—数量的表現（Ⅲ群3段階方式）の可能性について，脳神経外科，2(9)：623-627，1974.
12）Jennett, B., Teasdale, G.：Aspects of coma after severe head injury, Lancet, 309(8017)：878-881, 1977.
13）日本外傷学会，日本救急医学会（監修）：外傷初期診療ガイドライン JATEC 改訂第6版，pp.65-70，へるす出版，2021.
14）高橋千晶，奥寺敬，若杉雅浩，旭雄士，丹下大祐，岡澤成祐，坂本哲也，有賀徹，太田富雄，折笠秀樹：優れた Coma Scale とは？JCS，ECS の比較研究 - 第一報 -，Neurosurg Emerg，12：129-135，2007.
15）高橋千晶，奥寺敬，若杉雅浩，旭雄士：Emergency Coma Scale は正確に意識レベルを評価できるか？—JCS，GCS の比較研究 - 第二報 -，Neurosurg Emerg，21：155-159，2016.
16）太田富雄：意識障害の重症度基準，綜合臨牀，34(3)：477-482，1985.
17）Ohta, T., et al.：Nizofenone administration in the acute stage following subarachnoid hemorrhage. Results of a multi-center controlled double-blind clinical study, J Neurosurg, 64(3)：420-426, 1986.
18）日本蘇生協議会：第7章脳神経蘇生，JRC 蘇生ガイドライン 2020，pp.315-326，医学書院，2021.
19）日本救急看護学会フィジカルアセスメント委員会（編）：救急初療看護に活かすフィジカルアセスメント，p.16．へるす出版，2018.
20）前掲書：19），p.139.

参考文献

5-1　呼吸のフィジカルアセスメント

1）清村紀子，工藤二郎(編)：フィジカルアセスメントの根拠がわかる！機能障害からみたからだのメカニズム，医学書院，2014.
2）熊谷たまき他(監修)：看護がみえる vol.3　フィジカルアセスメント，メディックメディア，2019.
3）渡部真人，藤野昇三：呼吸器の構造，呼吸器・循環器の解剖生理　その時，体内では何が起こっている？呼吸器・循環器達人ナース，36(3)：11-18，2015.
4）松崎博崇，山内康宏：呼吸調整のメカニズム，呼吸抵抗測定とサーファクタント，呼吸器・循環器の解剖生理　その時，体内では何が起こっている？　呼吸器・循環器達人ナース，36(3)：19-25，2015.

5-2　循環のフィジカルアセスメント

5）日本救急看護学会(監修)：初療における一次評価と二次評価，救急初療看護に活かすフィジカルアセスメント，pp.31-37，へるす出版，2018.
6）日本救急看護学会(監修)：初療における急性症状の救急看護実践―胸痛，救急初療看護に活かすフィジカルアセスメント，pp.145-154，へるす出版，2018.

6　二次評価におけるフィジカルアセスメント

7）増山純二(編)：看護関連図でケアをイメージ　3フェーズで学びなおす！　救急初療フィジカルアセスメント―WEB解説動画でキホンをおさらい，メディカ出版，2022.
8）三上剛人(編)：気づいて見抜いてすぐ動く　急変対応と蘇生の技術，南江堂，2016.
9）伊藤敬介，大西弘高(編)：ナースのための臨床推論で身につく院内トリアージ―最速・最強の緊急度アセスメント，学研メディカル秀潤社，2016.
10）増山純二(編)：看護師の判断が患者を救う!!　急性症状・外傷の初期対応，pp.8-12，メヂカルフレンド社，2019.

事例から学ぶ
急変対応の実際

2章では，事例を通して，1章で説明した病棟での患者急変時の思考と行動の流れを疑似体験していただきたいと思います。1章でご紹介した「患者急変対応フローチャート」を再度，ここに提示いたします(図18)。

事例には，ABCDの異常が顕在化したパターン，入院の原因となった疾患もしくは既往症が急性増悪したパターン，新たな疾患が突発的に発症したパターンがあります。フローチャートのセクション1から7まですべてを踏まえて思考・行動する場合もあれば，セクション4-2の臨床推論により，緊急性が非常に高いときは一気にセクション7に進む場合もあります。

実際の臨床現場では，非常に短い時間で状況を観察・判断し，対応していますが，本章は1つ1つの事例について，患者の訴えや身体所見から，何を疑い，どう判断し，対応するのかを理解していただけるよう，思考や行動の流れを丁寧に説明しています。提示しました事例を学習することで，経験知が上がり，すばやく観察・判断・対応がとれるようになるでしょう。

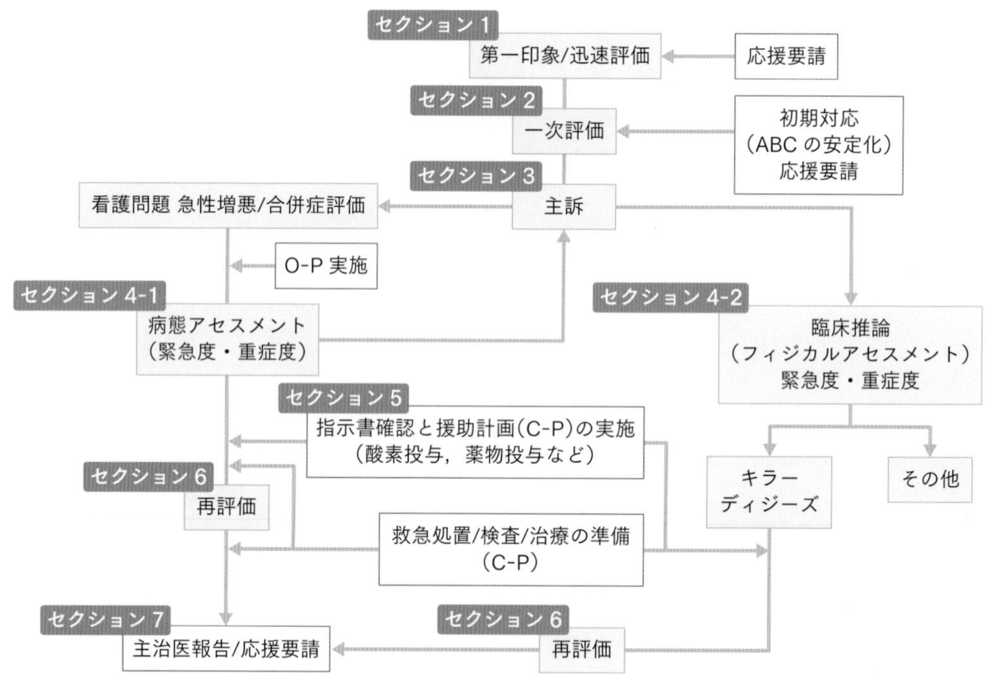

図18 **患者急変対応フローチャート(再掲)**

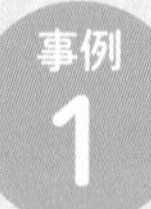

事例1 トイレ移乗介助中の呼吸困難，どう判断する？

人工骨頭置換術後のさとうさんをトイレに連れて行くため，車椅子への移乗介助を行っていたところ…。

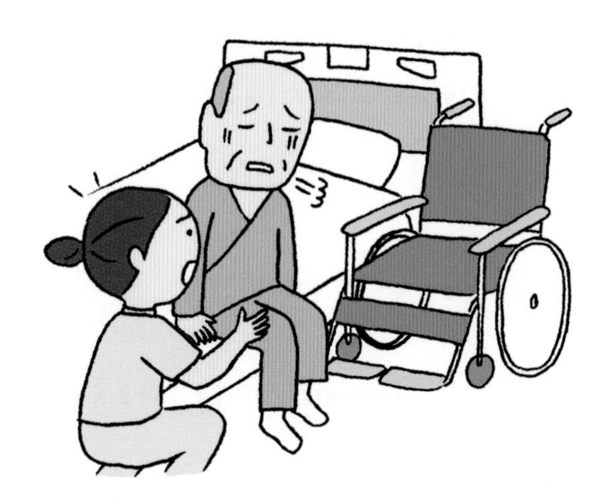

さとうさん：きつい…，なんかきつい…

看護師：さとうさん，どうされましたか？(呼吸が苦しそう…)

さとうさん：いきなり…体が重くなって…，息がしにくい感じが…する…

看護師：息切れした感じがあるんですね。少しベッドに戻って横になりましょうか。トイレは尿器を準備しますね。

息がしづらい様子。2秒に1回くらいの呼吸をしている。肩で呼吸している感じ。顔色も少し悪い。

患者紹介

さとう いぶきさん，78歳 男性

自宅にて転倒し，体動困難となったため救急車を要請し，近くの病院へ救急搬送された。右大腿骨頸部骨折と診断されたが，既往歴から全身管理が必要になる可能性があるため，当院を紹介された。手術および術後管理の目的で入院となった。

既往歴 高血圧症(30年前)，脂質異常症(25年前)，狭心症(10年前)，心房細動(10年前)，心不全の既往(3年前)

内服薬 カンデサルタン錠(ARB)8 mg 1錠1日1回，ラシックス錠(利尿薬)20 mg 2錠1日1回，アーチスト錠(降圧薬・抗不整脈薬)10 mg 1錠1日1回，メバロチン錠(脂質異常症治療薬)10 mg 1錠1日1回，ワーファリン錠(抗凝固薬)1 mg 1錠1日1回

喫煙/飲酒 喫煙20～53歳まで20本/日

ADL 自宅内自立。長男夫婦と同居。外出する際には杖を使用している

さとうさんは10年前に狭心症，3年前に心不全で入院加療の既往があり，かかりつけ医にて内服治療を受けている。徐々にADLが低下し，1年ほど前から外出時には杖を使って歩行しているが，服薬はカレンダータイプの配薬袋を使用し，自分で管

理できている。日常の血圧は 130〜140 mmHg で，入院時の血圧も普段と変わりはなかった。

また，さとうさんはワーファリンを内服していたため，術前にヘパリンに変更した。右大腿骨頸部骨折に対して人工骨頭置換術が施行され，本日，術後 3 日目である。疼痛に対して鎮痛薬を服用し，理学療法士とともに離床訓練を行っており，医療者の介助のもと車椅子移乗が可能な状態となっていた。

なお，さとうさんには以下のような看護問題を設定していた(看護目標および看護計画については p.60 参照)。

さとう いぶきさんの看護問題

RC1：右大腿骨頸部骨折の術後合併症のリスク状態

では，ここから急変時の思考過程に沿って，さとうさんへの対応を考えていきましょう。

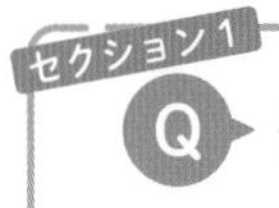

Q 生命の危機につながる徴候はあるか？

まず，さとうさんのぱっと見の重症感を判断してみましょう。

第一印象

呼吸：呼吸補助筋の使用あり，促迫した呼吸あり
循環：顔面蒼白やチアノーゼなし，四肢末梢冷感あり，冷汗も認める
意識・外見：意識レベル正常，呼吸が苦しそう

「息がしにくい感じがする」という訴えから，呼吸数をみると 2 秒に 1 回であり，促迫しています。肩で呼吸をしていることから努力呼吸を呈しています。また，途切れ途切れに発話していることから，呼吸困難感が強いことがわかります。

循環に関しては，チアノーゼや顔面蒼白は認めないものの，末梢冷感と冷汗を認めており，呼吸，循環の異常な徴候が生命の危機に直結する病態である可能性も考えられます。現時点では意識レベルの変調はきたしていませんが，時間の経過とともに症状として出現してくる可能性も考えられます。重症感があり，急いで一次評価とバイタルサインの測定を行う必要があると判断します。

対応

一次評価とバイタルサインの測定を行います。

一次評価

A(気道)：発声可能
B(呼吸)：頻呼吸あり，呼吸補助筋の使用あり，頸静脈怒張あり
C(循環)：四肢末梢冷感・冷汗あり，チアノーゼなし，顔面蒼白なし
D(意識)：GCS 15(E4V5M6)
E(体温/外観)：体温異常なし，外傷なし

バイタルサインの測定結果

血圧：108/56 mmHg
脈拍数：117 回/分(不整)
呼吸数：30 回/分
酸素飽和度(SpO_2)：92%(room air)
体温：36.2℃

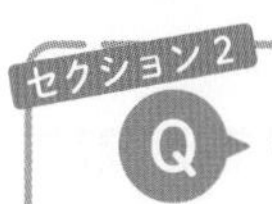

Q 一次評価から緊急度をどのように判断するか？

一次評価：呼吸不全，循環不全が顕在化している
主訴：車椅子移乗介助中の呼吸困難感

① 頻呼吸，呼吸補助筋の使用あり

さとうさんは症状を訴えるのに発話が途切れ途切れになっており，呼吸補助筋の使用や頻呼吸が認められます。人は発声する際に呼吸を止めていますが，さとうさんの発話が途切れ途切れになるのは，呼吸を止めることができないほどの低酸素血症に陥っていることを示しています。また，呼吸補助筋の使用(努力呼吸)は，横隔膜や外肋間筋では十分なガス交換ができないことを示しています。頻呼吸は低酸素血症に伴い呼吸中枢が刺激された結果であると考えます。

バイタルサインの測定結果ではSpO_2の低下を認めています。SpO_2が90%以下となった場合はPaO_2が60 mmHg以下であることを意味しています。さとうさんのSpO_2は92%ですが，頻呼吸や呼吸補助筋を使用して換気量を維持した結果であり，

呼吸不全に陥っていると判断できます。

② 血圧の低下，頻脈，末梢冷感，冷汗を認めている

血圧は普段の数値と比較すると低下しており，頻脈も認めています。何らかの原因で血圧が低下すると，大動脈や頸動脈にある圧受容器（大動脈弓や頸動脈洞）が感知し，求心性に延髄を刺激することで交感神経の亢進が起こり，カテコラミンが分泌されます。これらの神経調節や液性調節が行われることにより，末梢血管が収縮し，末梢冷感や冷汗が出現します。末梢血管が収縮することで後負荷が上昇し，交感神経が作用することで心収縮力が上昇するため，血圧は維持されている可能性があります。さとうさんの血圧はそれほど低くなっているようにはみえませんが，循環動態は不安定な状況であり，循環不全に陥っていると判断できます。

以上のことから，現段階では**呼吸不全と循環不全の状態にあり，生命に直結する病態をきたしている可能性があるため緊急性が高い**と判断できます。

対応

すぐにベッド上での安静を促し，モニタリングの準備をし，バイタルサインの継続的な観察を行います。呼吸不全に対しては，術後指示一覧より経鼻カニューラ（酸素3L/分）で酸素投与を開始します。また，呼吸不全と循環不全に陥った原因を探るために，電子カルテを確認したうえで，問診を行い，身体所見をとって患者情報を収集します。同時に医師への報告の準備も行います。

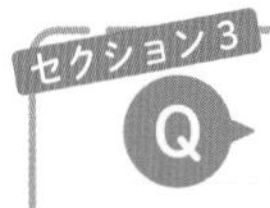

持病の急性増悪/合併症（看護問題）なのか，突然発症なのか？

さとうさんは狭心症や心不全の既往があったため，慢性疾患の急性増悪のリスクを懸念しつつ，「RC1：右大腿骨頸部骨折の術後合併症のリスク状態」として看護計画を立案していました。術後の合併症には肺血栓塞栓症があげられます。

主訴の「呼吸困難」から呼吸不全および循環不全をきたしていると判断できますが，現段階では，慢性心不全の急性増悪の可能性も，術後の合併症としての肺血栓塞栓症の可能性も考えられます。

対応

RC1の看護問題を確認し，看護計画に沿って観察を行っていきます。慢性心不全の急性増悪であれば，重点的アセスメントとして呼吸音の観察などを行いますが，慢性心不全の急性増悪でなければ，肺血栓塞栓症の病態アセスメントを行い，症候から検証していきます。また，指示書も確認し対応していきます。

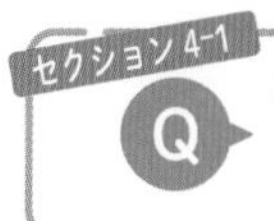

観察した結果，緊急度・重症度をどのようにアセスメントするか？

モニタリングを行い，電子カルテを確認し，さとうさんの観察を始めました。

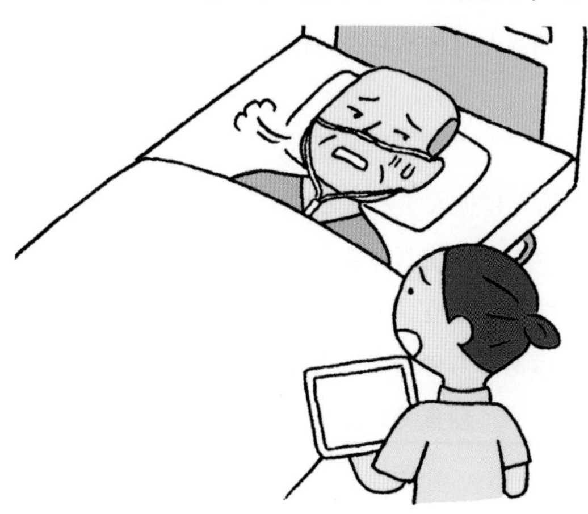

看護師：さとうさん，苦しい感じは変わりますか？
さとうさん：まだ…きつい…です。
看護師：さとうさん，いきなりきつくなりましたか？
さとうさん：(うなずく)
看護師：では，手術の後から倦怠感があって，身体を動かすと息がきつくなった，もしくはリハビリの際も息がきつかったということは，ありませんか。
さとうさん：(首を横に振りながら)それは…ない
看護師：咳や痰は出ますか。また，胸が痛いとか背中が痛いとかありませんか。
さとうさん：咳は…ある。痰は…ない，胸が痛い…ない

身体所見

頭頸部：顔面浮腫なし，呼吸補助筋の使用あり，頸静脈怒張あり
胸部：呼吸音清明，左右差なし，心雑音なし
下肢：両側浮腫あり(術前より)，発赤なし，腫脹なし

電子カルテからの情報

A(アレルギー歴)：なし
M(内服薬)：カンデサルタン錠8 mg 1錠1日1回，ラシックス錠20 mg 2錠1日1回，アーチスト錠10 mg 1錠1日1回，メバロチン錠10 mg 1錠1日1回，ワーファリン錠1 mg 1錠1日1回

P(既往歴)：高血圧症，脂質異常症，狭心症，心房細動，心不全の既往

L(最終食事)：7：30

E(現病歴)：突然の呼吸困難

R(危険因子)：狭心症，骨折，人工骨頭置換術，手術のためワーファリン内服中止，水分出納バランス

そのほかの情報：食事(減塩食1,600 kcal)が始まり，飲水制限はない。尿道カテーテルも抜去され，8回/日の排尿はあった。胸部X線では心拡大(以前のX線所見と同じ程度)がみられるが，胸水などはない

さとうさんは呼吸困難を訴えており，一次評価で呼吸不全，循環不全に陥っていると判断しました。慢性心不全の急性増悪，もしくは，術後の合併症としての肺血栓塞栓症に陥っていることを念頭において，問診と身体所見から検証していきます。

① 慢性心不全の急性増悪

術後のリハビリテーションやADLが徐々に拡大することにより，酸素消費量の増加から心負荷がかかることや水分出納バランスが崩れることで，前負荷が上がり慢性心不全の急性増悪が生じることがあります。さとうさんにはリハビリテーション中の呼吸困難もなく，突然の発症でした。咳はあるものの痰はなく，呼吸音も問題ありませんでした。しかし，**頸静脈怒張があるため，前負荷が上がっている**ことがわかります。

術後の水分出納バランスについては電子カルテに詳細が記されていませんでした。減塩食の食事も始まり，飲水制限はありません。排泄については問題ないようですが，水分出納バランスの崩れは否めない状況です。しかしながら，前日の胸部X線においても問題はなく，問診，身体所見の結果から，慢性心不全の急性増悪ではないと考えます。

② 肺血栓塞栓症

さとうさんは大腿骨頸部骨折により人工骨頭置換術を受けており，術後の合併症として肺血栓塞栓症の合併症を発症するリスクが高い患者でした。服薬中のワーファリンをヘパリンに変更して術前は調整されていました。

さとうさんには頸静脈怒張がみられ，前負荷が上がっており，さらに**血栓により肺動脈が閉塞し右室不全をきたしている可能性**があります。血圧は維持されていますが，頻脈やショック症状も認められるため，**心拍出量が低下し，交感神経の亢進，カテコラミンの作用による症状の出現**が考えられます。

表 23 Wells スコア

	点数
深部静脈血栓症の徴候（下肢腫脹や圧痛）	3.0
他の疾患よりも疑わしい	3.0
心拍数 100 回/分以上	1.5
3 日以上の臥床または，過去 4 週以内の手術歴	1.5
深部静脈血栓症や肺血栓塞栓症の既往	1.5
喀血	1.0
悪性腫瘍	1.0

【肺血栓塞栓症の可能性】
・1.5 点以下（低リスク）
・2〜6 点（中等度リスク）
・6.5 点以上（高リスク）

また，ガス交換障害に伴い低酸素血症に陥り，頻呼吸がみられますが，呼吸音は正常であることから，気管や肺野に問題があるというより，肺血管に異常をきたしていることが推察できます。肺血栓塞栓症のリスク因子や症状，身体所見から評価する Wells スコア（表 23）[1]によると，さとうさんの場合，「手術後」1.5 点，「心拍数 100 回/分以上」1.5 点が該当します。「他の疾患よりも疑わしい」3.0 点については，もっと仮説検証をする必要がありますが，この項目を加えると 6 点となり，中等度リスクを示しています。

以上のことより，さとうさんは骨折や手術により血栓が形成され，肺動脈が閉塞し，**肺血栓塞栓症をきたした可能性が高い**と考えます。**右心室不全から循環不全に，そして，肺動脈血流遮断により換気血流比不均等（p.23）となる呼吸不全に陥っているため，緊急度は高い状態です。**

肺血栓塞栓症

肺動脈が血栓塞栓子により閉塞する疾患が肺血栓塞栓症であり，その塞栓源の約 90％は下肢あるいは骨盤内の静脈で形成された血栓[2]といわれている。さとうさんのように，骨折や手術により血管内皮障害が起こることや，長期臥床・長時間同一体位による血流停滞が原因で，血栓が形成されることがある。術後，安静が解除され，起立や排便・排尿をしたときなどに好発するといわれている。血栓により肺動脈の血流が遮断され，肺動脈圧が上昇し，右室不全となり，心拍出量の低下をきたし，ショック状態に陥る。それと同時に，肺胞への換気が正常であっても，ガス交換ができない（肺胞死腔）ため，低酸素血症となり呼吸不全をきたす。予防には，下肢の弾性ストッキングの使用や間欠的空気圧迫法がある。

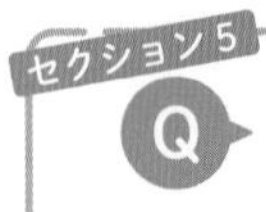

セクション5 Q 肺血栓塞栓症を疑ったとき，どのような看護を実施するか？

観察の結果，肺血栓塞栓症であると判断しました。指示書に従い，経鼻カニューラ(酸素3 L/分)で酸素投与を行いながらモニタリングをしていますが，さらなる呼吸不全，循環不全に備えて，救急カートとAEDを準備し，末梢静脈路を確保します。前負荷が上がっているため，循環動態に気をつけながら，仰臥位から45度程度に頭部挙上して起座位に体位を調整します。患者には安静が必要であること，医師に連絡することを伝えます。

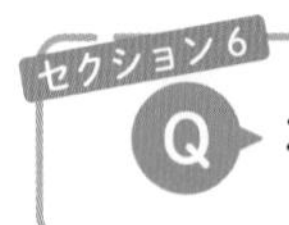

セクション6 Q 初期対応によって症状は改善されたか？

酸素投与後にバイタルサイン測定をはじめ，さとうさんの所見を観察しました。

再評価

生理学的徴候

頻呼吸，呼吸補助筋の使用あり，頸静脈怒張あり
四肢末梢の冷感・湿潤あり，末梢チアノーゼなし，顔面蒼白あり
意識レベル GCS 14(E3V5M6)

バイタルサイン

血圧：90/68 mmHg
心拍数：125回/分(不整)
呼吸数：32回/分
SpO_2：89％(酸素3 L/分)
体温：36.5℃

問診

呼吸困難は変わりない
随伴症状：咳嗽あり

酸素投与後にもかかわらず，酸素化は悪化しています。肺血栓塞栓症における換気

血流比不均等状態からシャントの状態(p.23)へ移行しており，**呼吸不全の悪化**がみられます。また，**ショック状態に陥っており，右心室の負荷に伴う右室不全から心外閉塞性ショックとなり，さらに緊急度が高い状態**となっています。

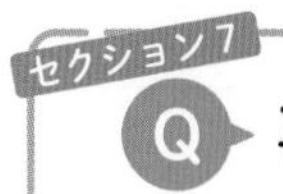

Q 再評価後，主治医へどのように報告するか？

心停止が起きる可能性があると判断して，気管挿管と人工呼吸器の準備をします。すぐに主治医に報告します。

看護師：整形外科病棟の宮田です。605号室のさとう いぶきさん，人工骨頭置換術後3日目の患者です。

S：現在，呼吸困難を訴え，ショック状態となっています。

B：酸素投与3L投与後，SpO_2は89%とさらに低下し，収縮期血圧は90 mmHg，心拍数は120台です。ショック症状も著明です。

A：肺血栓塞栓症に伴う心外閉塞性ショックと，呼吸不全状態と考えます。

R：モニタリング，酸素投与，末梢静脈路確保を行いました。すぐに来てください。

医師：すぐに行きます。RRTを起動してください。

Q この後，どのような治療が開始されるか？

看護師が肺血栓塞栓症であると予測した段階ですので，医師はまずベッドサイド検査を行うことが予測されます。心臓超音波検査，12誘導心電図，動脈血採血，静脈血採血，胸部X線(ポータブル撮影)を行い，肺血栓塞栓症の可能性が高ければ，確定診断として胸部造影CTが行われます。

その間は救急処置が必要になるため，呼吸不全に対してはリザーバー付き酸素マスクで酸素10 L/分を投与し，それでも酸素化が維持できない場合は，気管挿管後に人工呼吸器管理が行われます。また，心外閉塞性ショックに対しては心血管作動薬が使用されます。循環動態が維持できない，もしくは心停止に至る可能性があれば，V-A ECMO(静脈脱血－動脈送血膜型人工肺)を準備する必要があります。

治療内容は患者の状態によりますが，抗凝固療法，血栓溶解療法，カテーテル的治療や外科的に血栓摘除術が行われます(p.60)。

以上の流れをフローチャートに示します。

RC1：右大腿骨頸部骨折の術後合併症のリスク状態

期待される結果（看護目標）

狭心症の発症，慢性心不全の急性増悪，肺血栓塞栓症を発症せずにバイタルサインが安定し，離床することができる。

看護計画

〈O-P〉	〈C-P〉	〈E-P〉
・バイタルサイン ・呼吸状態：頻呼吸，呼吸補助筋の使用，シーソー呼吸，陥没呼吸，起座呼吸など ・循環状態：ショック症状，頸静脈怒張 ・随伴症状：胸痛，呼吸困難，咳，痰（血痰，泡沫状の痰），失神，動悸 ・呼吸音，心音，下肢の観察 ・水分出納バランス（飲水量，尿量） ・検査：胸部X線，採血データ，12誘導心電図，血液ガス	・酸素投与 ・気管挿管の準備 ・人工呼吸器の準備 ・末梢静脈路の確保 ・血管作動薬の準備 ・V-A ECMOの準備 ・体位調整 ・治療の準備： 　・肺血栓塞栓症：抗凝固薬，血栓溶解療法の準備 　・心不全：利尿薬，硝酸薬など	胸痛や呼吸困難の出現（体動時の呼吸困難，突然の呼吸困難）があれば，すぐにナースコールで知らせるよう指導する。

引用・参考文献

1）Wells PS, Anderson DR, Rodger M, et al.: Derivation of a simple clinical model to categorize patients probability of pulmonary embolism: increasing the models utility with the SimpliRED D-dimer. Thromb Haemost, 83(3): 416-420, 2000.

2）日本循環器学会，他：肺血栓塞栓症および深部静脈血栓症の診断，治療，予防に関するガイドライン（2017年改訂版）.
https://www.j-circ.or.jp/cms/wp-content/uploads/2017/09/JCS2017_ito_h.pdf（最終アクセス2023年6月7日）.

セクション1　第一印象/迅速評価　　生命の危機につながる徴候は？

呼吸：呼吸補助筋の使用あり，促迫した呼吸あり
循環：顔面蒼白やチアノーゼなし，末梢冷感あり，冷汗も認める
意識・外観：意識レベル正常，呼吸困難感を訴える

判断　**生命の危機につながる徴候あり**

対応　一次評価の観察とバイタルサインの測定

セクション2・3　一次評価と主訴からの判断　　①緊急度は？　②持病の急性増悪？　突然発症か？

一次評価：顕在化した呼吸不全，循環不全状態
主訴：突然の呼吸困難

判断　①呼吸不全，循環不全に陥っている ⇒ **緊急度は高い**
②主訴の呼吸困難と呼吸不全，循環不全 ⇒ 慢性心不全の急性増悪，もしくは術後の合併症として肺血栓塞栓症の可能性がある

対応　仰臥位にしたうえで，バイタルサインのモニタリングの開始，酸素投与
医師への報告とともに，看護計画に沿って問診，身体所見の観察

セクション4-1　病態アセスメント　　観察に基づく緊急度・重症度のアセスメント

問診：突然の呼吸困難，随伴症状は咳嗽あり，痰や胸痛はなし
身体所見：頻呼吸，呼吸補助筋の使用・頸静脈怒張あり，呼吸音・心音正常，下肢の浮腫あり，腫脹・発赤・圧痛なし

判断

突然発症，呼吸音・心音正常 ⇒ 慢性心不全の急性増悪は考えにくい
突然発症，頸静脈怒張は肺動脈圧上昇，右心室不全に伴う所見。呼吸音は正常だが呼吸不全をきたしている ⇒ **肺血栓塞栓症の可能性が高い** ⇒ **緊急度は高い**

セクション5　指示書確認と初期対応(C-P の実施)　　肺血栓塞栓症発症時の看護

対応　指示書に従い，経鼻カニューラ(酸素 3 L/分)で酸素投与を開始

判断　換気血流比不均等状態であるため，酸素投与が必要
頸静脈怒張があるため，前負荷を軽減させる

対応　酸素投与は一次評価の時点から開始。起座位に体位調整を行い，ベッド上安静とする

セクション6　再評価　　初期対応によって症状は改善されたか？

バイタルサイン　血圧：90/68 mmHg，心拍数：125 回/分(不整)，呼吸数：32 回/分，SpO_2：89%(酸素 3 L/分)，体温：36.5℃
一次評価：頻呼吸，呼吸補助筋の使用，ショック症状あり
問診　呼吸困難は変わりない。咳嗽あり

判断　酸素投与後，換気血流比不均等からシャントの状態に移行 ⇒ **呼吸不全の悪化・心外閉塞性ショック** ⇒ **緊急度が高い状態**

セクション7　主治医報告/応援要請　　再評価後，どのように判断し対応するか？

肺血栓塞栓症に伴う心外閉塞性ショックと判断

対応　主治医コールと同時に RRT を起動

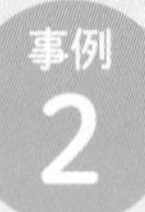

点滴開始直後に全身のかゆみと咳，どう判断する？

入院２日目のすずきさんに抗菌薬が投与され，５分後に観察したところ…

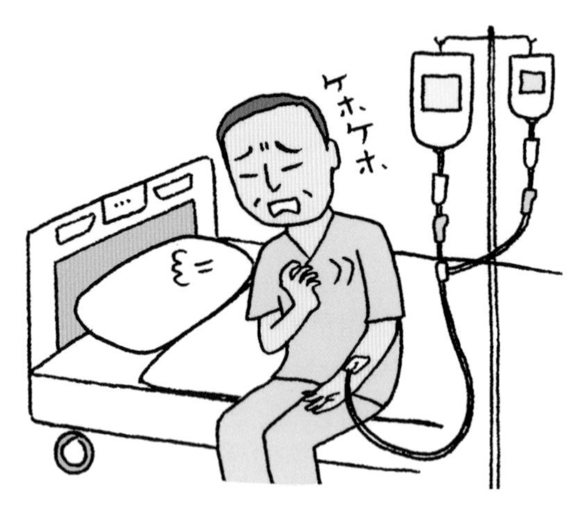

看護師：すずきさん，点滴を始めてからお変わりありませんか？お身体の具合を診させていただきます（橈骨動脈を触診しながら）。

すずきさん：何か急に胸と腹のあたりがかゆくなってきまして…ケホケホ（咳嗽）。

看護師：（あれ，咳なんかしていたかな？呼吸も少し速いな）わかりました。かゆいところを見せていただけますか？

前胸部，腹部に発赤を伴う膨隆疹を認める。

すずきさん：少し前からこんな症状が出てきたのです。あと喉がチクチクするような感覚があります。ケホケホ（咳嗽），何だろう？　喘息の発作だろうか？

患者紹介

すずき ひふみさん，76 歳　男性

○月○日（2 日前）の昼食後より右上腹部痛と発熱を発症し，当院の内科外来を受診した。診察の結果，総胆管結石による急性胆管炎と診断され，同日 ERCP（内視鏡的逆行性胆管膵管造影）実施のうえ，胆石除去後，消化器内科に入院となった。

既往歴 気管支喘息（20 年前），脂質異常症（5 年前）

内服薬 モンテルカスト錠（気管支喘息治療薬）10 mg 1 錠 1 日 1 回，
ベザフィブラート徐放錠（脂質異常症治療薬）200 mg 1 錠 1 日 2 回

アレルギー歴 なし

喫煙/飲酒 喫煙歴なし，飲酒：ビール 500 mL/日

ADL 自立

すずきさんは 20 年前に気管支喘息，5 年前より脂質異常症と診断され，かかりつけ医により投薬治療を受けていた。内服薬の管理は自身で行い，用法，用量はきちんと守られている。気管支喘息については 20 年以上，発作の出現はなく，診察時の

SpO_2は96〜97％で推移していた。これまで薬剤によりアレルギーを発症したエピソードはない。一方で禁酒ができず，かかりつけ医からはウォーキングなど適度な運動も勧められていたが，長くは続いていなかったようである。

家庭血圧は120〜130/80〜90 mmHg，通院中の血液検査ではTG 200 mg/dL，LDLコレステロール110 mg/dL，HDLコレステロール35 mg/dLであった。

この場面はERCP(胆石除去後)を受け，入院後第2病日。すずきさんは入院当日にタゾピペ配合静注用(抗菌薬)4.5 g×3回点滴静注の投与を受けていたが，胆汁培養の結果，本日からセフメタゾールナトリウム1 g×2回点滴静注のオーダーに変更され，初回投与での出来事だった。

なお，すずきさんには潜在的な問題としてERCP後の合併症である急性膵炎のリスクがあること，顕在化している問題として右上腹部痛により療養生活におけるセルフケアが障害されていることに焦点を当てて，次の看護診断で介入している。

すずき ひふみさんの看護問題

RC1：ERCP後の急性膵炎発症のリスク状態

＃1 急性疼痛

では，ここから急変時の思考過程に沿って，すずきさんへの対応を考えていきましょう。

Q 生命の危機につながる徴候はあるか？

まず，すずきさんのぱっと見の重症感を判断してみましょう。

第一印象

呼吸：促迫しており咳嗽がある

循環：橈骨動脈は触知し速い。皮膚は温暖である

意識・外見：意識レベル正常，前胸部と腹部に発赤を伴う膨隆疹を認め，顔をしかめ前胸部を掻きむしっている

すずきさんは皮膚瘙痒感と随伴する咳嗽を看護師に訴えています。皮膚瘙痒感や膨隆疹そのものは緊急性の高い症候ではありませんが，呼吸の促迫や咳嗽など気道，呼

吸，循環の異常が急速に発症しています。抗菌薬を開始するまでこれらの症状はなく，明らかに数分前より異変をきたしている状態であると考えられます。

これら第一印象で認めた「呼吸，循環の異常」が緊急度の高い状態なのかを判断するため，一次評価およびバイタルサインの測定を実施する必要があります。また，抗菌薬の影響が考えられるため，この時点で滴下を一時中止します。

対応

抗菌薬の滴下を中止し，一次評価とバイタルサイン測定を行います。

一次評価

A（気道）：発声あり，吸気性喘鳴なし，陥没呼吸なし
B（呼吸）：頻呼吸の状態，呼吸補助筋の使用なし
C（循環）：橈骨動脈は触知可能，四肢末梢皮膚は温暖
D（意識）：意識清明
E（体温・外見）：前胸部と腹部に発赤を伴う膨隆疹を認める

バイタルサインの測定結果

血圧：90/58 mmHg
脈拍数：110 回/分
呼吸数：28 回/分
酸素飽和度（SpO_2）：93%（room air）
体温：36.7℃

一次評価から緊急度をどのように判断するか？

一次評価：上気道異常および呼吸不全の潜在的状態，循環不全の状態
主訴：皮膚瘙痒感

広範囲な膨隆疹を見ると，そちらに意識が向かってしまいますが，まずはABCDEの項目に沿って全身の生理学的異常を確認することが重要です。

① 上気道の異常をきたしている

すずきさんは通常の会話ができ，吸気性喘鳴や肋間に陥没呼吸の所見がないことから上気道は開通していると判断します。反面，第一印象の場面での咳嗽や「喉がチクチクする感覚」は何らかの原因で咽頭，喉頭などに浮腫を生じた症状であることが推察できます。

これは上気道に浮腫を生じた結果，時間経過とともに上気道閉塞をきたす可能性がある状態と考えられます。

② 頻呼吸をきたしている

SpO_2 は 93％と顕著に低酸素血症を示す所見ではありませんが，平時の SpO_2 と比較すると，酸素化の障害をきたしています。加えて，咳嗽や喉の違和感といった上気道の症状が出現しています。これらのデータから現時点で頻呼吸の要因は明確にできませんが，浮腫に伴う上気道の刺激，あるいはその他の原因でガス交換障害を生じ，頻呼吸をきたしている可能性を考えます。このため，すずきさんは呼吸不全の潜在的な状態にあると判断します。

③ 頻脈・血圧低下をきたしている

すずきさんの家庭血圧からは約 30 mmHg の収縮期血圧低下と頻脈を認めています。血圧低下の機序には「循環血液量の減少」「体血管抵抗の低下」「心ポンプ機能の障害」があげられ，いずれかの要因により全身へ拍出する血流量が減少した結果，血圧低下をきたしたと判断します。また，減少した全身への血流量を維持しようとする交感神経系の働きにより心拍数，心収縮力の増加といった反応が生じるため，頻脈として所見に現れていることが考えられます。

一方，前述した頻呼吸もショックの初期症状であることを考える必要があります。全身の血流が低下することで酸素運搬能が低下し，細胞の酸素需要に見合った酸素供給が障害された状態となります。この状態は代謝性アシドーシスの病態を惹起するため，それを代償する反応として呼吸数の増加が生じます。

これらの評価より，すずきさんは潜在的な上気道閉塞と呼吸不全の状態，また全身の血流量の低下から**循環不全の顕在化した状態**と判断されます。**時間経過とともに上気道が完全閉塞の状態，心肺停止へと至る可能性があり，生理学的な緊急度は高い状態**であると判断します。

対応

現在すずきさんは端座位であるため，状態の急激な悪化に備えベッド上に仰臥位となってもらいます。上気道の異常があり，頻呼吸の状態であることからベッドの角度はすずきさんの自覚症状に応じて苦痛が増悪しないような角度に調整し，フェイスマスク6 L/分で酸素投与を開始しました。

一次評価の結果，すずきさんの緊急度は高く生命の危機的状態にあると判断されました。気道と呼吸の異常に対して酸素投与を開始し，循環の異常に対して体位を仰臥位（調整の結果，角度15度）とした時点でのバイタルサインは次のようになりました。

バイタルサイン

血圧：100/64 mmHg，脈拍数：100回/分
呼吸数：26回/分
SpO_2：98％（酸素6 L/分）

ここから何を考えてどのように動くのかを検討していきましょう。

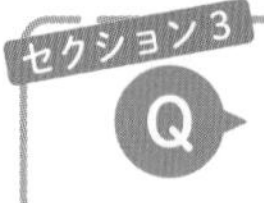

持病の急性増悪/合併症（看護問題）なのか，突然発症なのか？

すずきさんは急性胆管炎に対してERCPを受けた後，急性膵炎発症のリスクがありRC1として介入を行っていました。ERCP 6時間後の血清アミラーゼは150 IU/Lとやや高い数値を示していましたが，今回の発症場面である当日朝の血清アミラーゼは100 IU/Lと低下しており，来院時に認められた右上腹部痛は持続しているものの，新規に心窩部痛，背部痛など急性膵炎の発症を示唆する身体所見は認められていませんでした。

以上の評価より，このケースでは原疾患に対する治療の合併症の出現というよりも，「突然発症」で出現した別の病態であると判断されます。

対応

ここで突然発症した病態を判断するために，主訴と一次評価のデータから見逃してはならない疾患（キラーディジーズ）を仮説疾患として想起します。仮説疾患を連想しやすいように主訴と一次評価のデータを整理すると，以下のようになります。

突然発症の「皮膚瘙痒感」＋「上気道の症状」＋「頻呼吸」＋「頻脈・血圧低下」

このパターンから優先度の高い仮説疾患として「アナフィラキシー」を疑います。また，随伴症状として断続的な咳嗽を認めていることや，併存疾患として気管支喘息の治療中であるため，「気管支喘息の発作」を除外する目的で仮説を形成します。そのうえで2つの仮説を検証していくために，フィジカルイグザミネーションを行っていきます。

観察した結果，緊急度・重症度をどのようにアセスメントするか？

酸素投与が開始されベッドに仰臥位となった場面で…

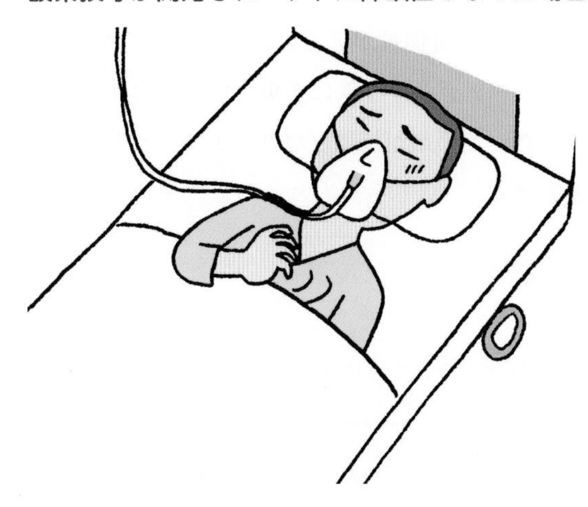

看護師：症状について手短に聞かせてください。皮膚のかゆみが出てきた時期を覚えていますか。

すずきさん：この点滴（抗菌薬）が始まって少ししてから出てきましたね。最初は胸だけのかゆみでしたが，お腹にも広がってきまして。ああ，かゆくて我慢ができない…ケホケホ…。

看護師：（短い時間経過で症状が広がっているな）わかりました。再度確認しますが，ほかにどのような症状がありますか。たとえば呼吸が苦しい，痰が絡むなど。

すずきさん：喉がチクチクします。痰は出ませんが，咳が止まりません。呼吸は少し苦しく感じます。なんだろう？　ケホケホ…。

看護師：ありがとうございます。最後に喘息の発作が出たのは，どれくらい前ですか。

すずきさん：20年前くらいに1回だけです。それ以後，発作は出たことがないです。

看護師：わかりました。では続いてお身体を見せてください。

● 身体所見

上気道の所見：口唇・舌の腫脹なし，嗄声なし，断続的な咳嗽あり

呼吸音：両側肺の含気は良好，wheezes聴取なし（強制呼気時）

皮膚所見：頸部・胸部・腹部全周に発赤を伴う膨隆疹あり，全身皮膚紅潮あり

● 電子カルテからの情報

A（アレルギー歴）：なし

M（内服薬）：気管支喘息治療薬，脂質異常症治療薬

P(既往歴)：気管支喘息(非アトピー性)，脂質異常症
L(最終食事時間)：入院時より絶食中
E(現病歴)：急性胆管炎に対するERCP(胆管結石除去)実施後2日目である。本日より変更となった抗菌薬を投与したところ，5分後の観察で皮膚瘙痒感を訴えた。

本症例では看護問題の急性増悪/合併症の出現ではなく，突然発症の症候であり，「急変対応フローチャート」(p.50，図18)における右側の流れに沿って，臨床推論(セクション4-2)を展開していきます。

① アナフィラキシー

問診，身体所見のデータより，「急速に皮膚の症状が出現し気道，呼吸の症状が随伴しているパターンはアナフィラキシーである可能性が非常に高い」[1]といえます(図19)。また，本日より抗菌薬がセフメタゾールナトリウムに変更となっており，初回の投与を受けたタイミングでの発症でした。本薬剤が抗原となりアナフィラキシーを発症した可能性を除外することはできません。

アナフィラキシーの定義と病態

アナフィラキシーは「重篤な全身性の過敏反応であり，通常は急速に発現し，死に至ることもある。重症のアナフィラキシーは致死的になり得る気道・呼吸・循環器症状により特徴づけられるが，典型的な皮膚症状や循環性ショックを伴わない場合もある」[1]とされている。

アナフィラキシーは抗原に曝露された際，マスト細胞や好塩基球から放出されるヒスタミンやロイコトリエンなどの化学伝達物質によって気管支平滑筋の攣縮，全身の血管拡張，血管透過性の亢進をきたす(図20)[2]。なお，「アナフィラキシーにおける呼吸停止または心停止に至るまでの時間の中央値は，食品で30分，ハチ毒などで15分，医原性反応(薬剤)で5分との報告」[3]があり，非常に緊急性の高い病態である。

② 気管支喘息発作

気管支喘息発作の発症様式は「突然発症」よりも「急性発症」[4]をきたすことが多く，短時間で症状が完成した本症例は典型的ではありません。**身体所見からも呼気時のwheezesの所見はなく，通常，気管支喘息発作時には皮膚瘙痒感や膨隆疹などの皮膚症状を随伴することはありません。**以上のデータより気管支喘息発作は仮説として除外可能と考えます。

以上の仮説検証から，疾患は「アナフィラキシー」と予測しました。加えて本症例ではアナフィラキシーの症状に血圧低下を随伴しており，この状態は「アナフィラキ

以下の2つの基準のいずれかを満たす場合，アナフィラキシーである可能性が非常に高い。

1. 皮膚，粘膜，またはその両方の症状（全身性の蕁麻疹，瘙痒または紅潮，口唇・舌・口蓋垂の腫脹など）が急速に（数分〜数時間で）発症した場合。

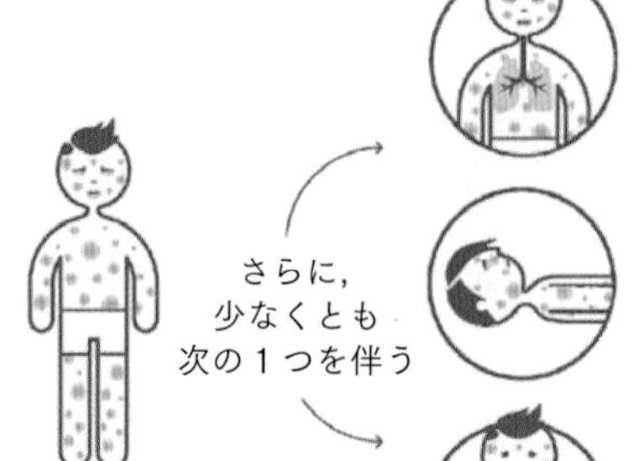

A. 気道/呼吸：重度の呼吸器症状（呼吸困難，呼気性喘鳴・気管支攣縮，吸気性喘鳴，PEF低下，低酸素血症など）

B. 循環器：血圧低下または臓器不全に伴う症状（筋緊張低下［虚脱］，失神，失禁など）

C. その他：重度の消化器症状（重度の痙攣性腹痛，反復性嘔吐など［特に食物以外のアレルゲンへの曝露後］）

2. 典型的な皮膚症状を伴わなくても，当該患者にとって既知のアレルゲンまたはアレルゲンの可能性がきわめて高いものに曝露された後，血圧低下*または気管支攣縮または喉頭症状#が急速に（数分〜数時間で）発症した場合。

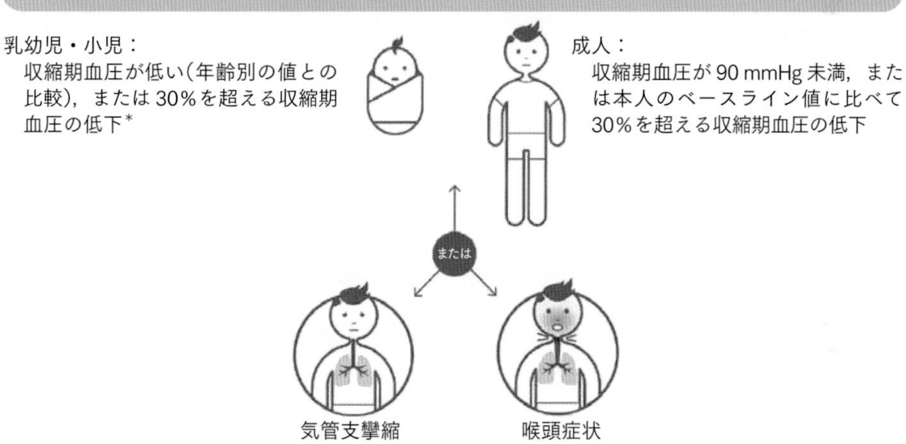

* 血圧低下は，本人のベースライン値に比べて30%を超える収縮期血圧の低下がみられる場合，または以下の場合と定義する。
　i　乳児および10歳以下の小児：収縮期血圧が〔70＋［2×年齢（歳）］〕mmHg未満
　ii　成人：収縮期血圧が90 mmHg未満
\# 喉頭症状：吸気性喘鳴，変声，嚥下痛など。

図19　アナフィラキシー診断基準
〔一般社団法人日本アレルギー学会（監修）：アナフィラキシーガイドライン2022，p.2，一般社団法人日本アレルギー学会，2022より〕

シーショック」と呼ばれます（解説2，p.71）。一次評価の過程で上気道の浮腫，頻呼吸，頻脈，血圧低下などを発症したのは，「血管透過性の亢進」「血管拡張」「循環血液量低下」の機序（図20）によるものであると判断しました。喉の違和感や断続的な咳嗽は上気道の浮腫により引き起こされ，上気道の狭窄から軽度のガス交換障害を惹起し

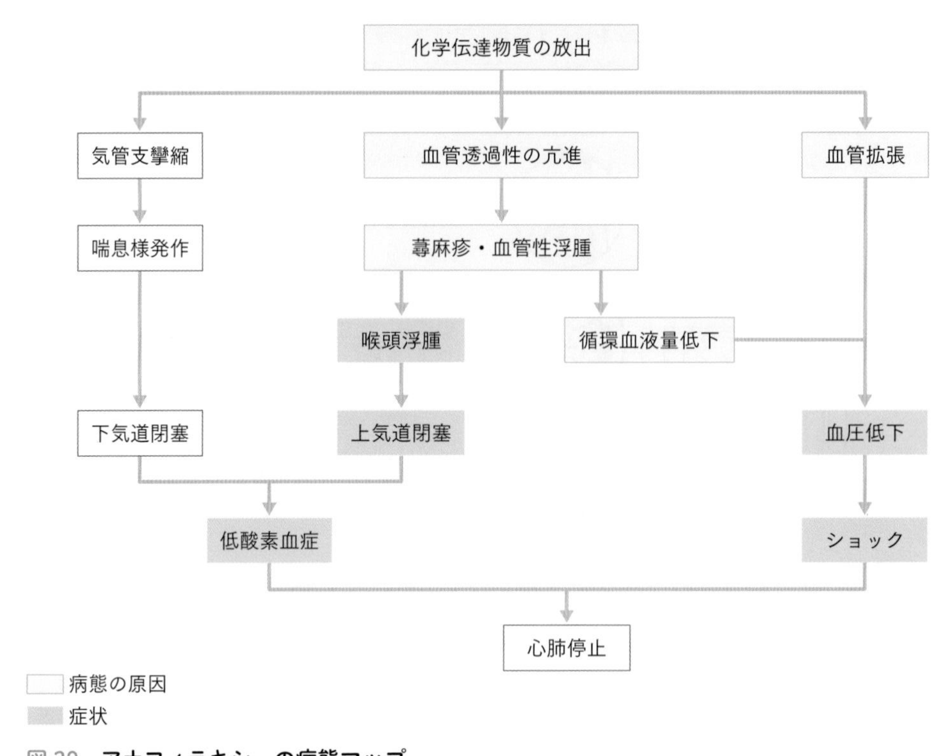

図20 **アナフィラキシーの病態マップ**
〔丹羽均：歯科臨床におけるアナフィラキシーの診断と対応，日本歯科麻酔学会雑誌，50(2)：47，2022より〕

頻呼吸や SpO_2 の低下として観察されたことが考えられます。一方，身体所見で認めた全身の皮膚紅潮は血管拡張の機序により生じた症状であることを示しています。血管拡張に血管透過性亢進による循環血液量低下の病態が加わったことで循環障害をきたし，その反応として頻呼吸，頻脈，血圧低下を発症したものと判断しました。

アセスメントの総括として，すずきさんは抗菌薬の投与によりアナフィラキシーショックを発症したと考えられます。上気道閉塞，呼吸不全の前段階であること，ショックを発症していることから緊急度が高い状態であり，速やかに血管透過性亢進や血管拡張といった機序を改善するための薬剤投与，上気道閉塞や低酸素血症を顕在化させないための救急処置が必要な状態であると判断します。

アナフィラキシーショック

アナフィラキシーの症状に血圧低下や意識障害を伴う状態を「アナフィラキシーショック」と呼び，ショックの分類の中で「血液分布異常性ショック」に区分される。

これは全身の動静脈の拡張による「相対的な血管内容量の低下」，「体血管抵抗の低下」に加え，血管透過性の亢進による「循環血液量の低下」からショックに至る病態である。

アナフィラキシーガイドライン 2022

わが国におけるアナフィラキシーガイドラインは 2022 年に改訂版が発表され，主な変更点として 3 つの診断基準が 2 つに簡素化されたことがあげられる(図 19)。

旧ガイドライン[5]ではアレルゲン(またはその可能性のあるもの)曝露後の反応として「皮膚＋循環器症状」，「皮膚＋呼吸器症状」など 2 つの臓器にまたがった所見を必要としていたが，改訂版では急速に生じた「皮膚・粘膜の典型的な症状」，あるいは皮膚症状がみられなくても「血圧低下」「気管支攣縮」「喉頭症状」のいずれか 1 つあればアナフィラキシーとされるようになった。臨床場面でのアナフィラキシーの早期認識が期待される。

アナフィラキシーショック発症時，どのような看護を実践するか？

これまでのすずきさんの病歴や身体所見からはアナフィラキシーショックを発症した可能性が高く，水平仰臥位および下肢挙上の体位としました。

すずきさんには「薬剤によるアレルギーが発症した可能性があること」「これから速やかに初期対応を行うこと」「安楽な体位とするが，急に起き上がったり，立ち上がったりするのは避けること」など現在の状況を説明し，不安の軽減のための声かけを実施します[6]。

アナフィラキシーショックの初期対応には医師と協働したマンパワーの確保，アドレナリン，BVM(バッグバルブマスク)，気管挿管，細胞外液補充液による静脈ルート(新規に確保)，モニターの準備が必要となります。同時進行で看護師の増援と救急カート，モニターの要請と RRT 担当医への連絡を行います。

初期対応における患者の体位

前述のようにアナフィラキシーでは血管透過性亢進による血管内容量の減少や血管拡張の影響により，血圧低下をきたしやすい状態になっている。このため急激な立位や座位をとることで血圧低下をきたすリスクがあることから，体位は仰臥位および下肢挙上とする[7]。また患者が呼吸困難など仰臥位を維持することが困難な場合は，愛護的に体位変換の支援を行うことが必要である。

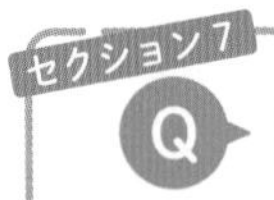

RRT の医師にはどのように報告するか？

看護師：消化器内科病棟の看護師，山根です。

S：入院中の患者に抗菌薬を投与後，アナフィラキシーを発症しました。

B：患者は急性胆管炎で ERCP を行い，2 日前に入院となった 76 歳男性のすずき ひふみさんです。
初回投与の抗菌薬静注後，前胸部と腹部に強い瘙痒感を伴う膨隆疹が出現しました。断続的な咳嗽と喉の違和感を認めます。
発症時のバイタルサインは血圧 90/58 mmHg，脈拍 110 回/分，呼吸数 28 回/分，酸素飽和度(SpO_2)93%(room air)でした。酸素投与 6 L/分で開始しており，抗菌薬はすでに中止しております。

A：突然発症の皮膚瘙痒感と一次評価で気道，呼吸，循環の異常があり，アナフィラキシーショックを発症したと判断します。

R：すぐに対応をお願いします。何か行っておくことはありますか。

RRT 担当医：わかりました。直ちに生理食塩液 500 mL で新規に静脈ルートを確保した後，抗菌薬の投与されていたルートはシリンジで血液の逆流を確認し抜去してください。すぐに向かいます。

看護師：承知いたしました。新規で生理食塩液 500 mL で輸液ルート確保後に抗菌薬の静脈ルートは血液の逆流を確認の後，抜去しておきます。

この後，どのような治療が開始されるか？

RRT の医師がアナフィラキシーと診断したら，まずは 0.1% アドレナリンを 0.01 mg/kg(成人最大量 0.5 mg)の用量で筋肉注射が行われます(解説 5)。投与された時間を正確に記録し，5～15 分ごとの効果判定後，必要に応じて反復投与します。本症例ではすでに行っていますが，気管支喘息の併存疾患と一次評価における潜在的な呼吸不全の状態であるためフェイスマスク 6 L/分による酸素投与を行います。

上気道閉塞の所見である嗄声，吸気性喘鳴(stridor)などの悪化があれば，気管挿管による気道確保が実施されます。また治療効果の判定，経過中の呼吸状態や循環動態の破綻を早期に認識するため，継続的なモニタリングを実施する必要があります。

これらの治療を行い，生理学的状態(ABCDE)の安定性を得た状態であると評価された後，皮膚症状に対し抗ヒスタミン薬の投与，アナフィラキシーの症状が数時間後に再燃する二相性反応の防止を目的としてステロイドの投与が行われます。

初期治療が完了したら二相性反応に対し綿密に観察可能な病室，もしくは重症度に応じてICUへの転室が必要になります。

以上の流れをフローチャートに示します(p.75)。

アドレナリンの筋肉注射と適応

アナフィラキシーに対するアドレナリンの投与は，「血圧上昇」「上気道閉塞の軽減」「蕁麻疹，血管性浮腫の軽減」「下気道閉塞の軽減」[1]を目的に行われ，その効果は迅速に発現させる必要がある。しかし，静脈内投与では致死性不整脈，過剰な血圧上昇をきたす可能性があり，アナフィラキシーの治療においては心肺停止，もしくはそれに近い状態において使用される。静脈内投与として使用される場合，1回投与量が筋肉注射の量とは異なり，投与方法も生理食塩液で希釈のうえ慎重にシリンジポンプなどで投与される。原液のまま筋肉注射の投与量を急速に静脈内に投与することがないように注意が必要である。

また皮下注射や筋肉量の少ない箇所への筋肉注射では効果の発現に時間を要するため，アドレナリンは筋肉量が多く血流が豊富な大腿外側広筋に筋肉注射を行う[8](図21)。

アドレナリン投与の適応として旧ガイドラインではアナフィラキシーの重症度評価(表24)で「重症，もしくは症状の進行が激烈な中等症，気管支拡張薬吸入でも改善しない呼吸症状に対して」[5]適応とされていたが，改訂版では「アナフィラキシーと診断，または強く疑われる場合」と適応の範囲が拡大された表記に改訂されている。

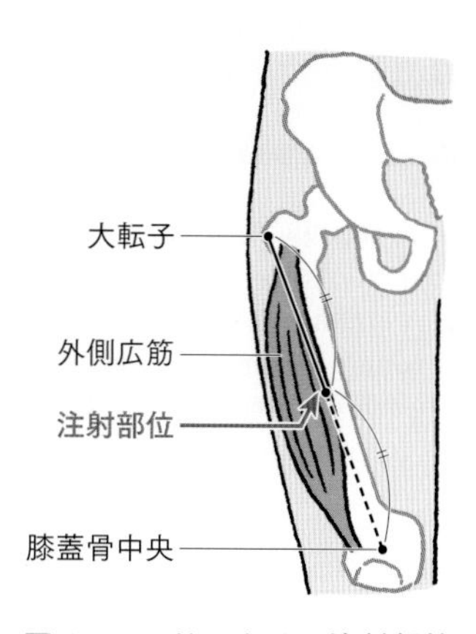

図21　**アドレナリン注射部位**

表 24 アナフィラキシーにより誘発される器官症状の重症度分類

		グレード 1（軽症）	グレード 2（中等症）	グレード 3（重症）
皮膚・粘膜症状	紅斑・蕁麻疹・膨疹	部分的	全身性	←
	瘙痒	軽い瘙痒（自制内）	瘙痒（自制外）	←
	口唇，眼瞼腫脹	部分的	顔全体の腫れ	←
消化器症状	口腔内，咽頭違和感	口，のどの痒み，違和感	咽頭痛	←
	腹痛	弱い腹痛	強い腹痛（自制内）	持続する強い腹痛（自制外）
	嘔吐・下痢	嘔気，単回の嘔吐・下痢	複数回の嘔吐・下痢	繰り返す嘔吐・便失禁
呼吸器症状	咳嗽，鼻汁，鼻閉，くしゃみ	間欠的な咳嗽，鼻汁，鼻閉，くしゃみ	断続的な咳嗽	持続する強い咳込み，犬吠様咳嗽
	喘鳴，呼吸困難	—	聴診上の喘鳴，軽い息苦しさ	明らかな喘鳴，呼吸困難，チアノーゼ，呼吸停止，SpO_2≦92%，締めつけられる感覚，嗄声，嚥下困難
循環器症状	脈拍，血圧	—	頻脈（+15 回/分），血圧軽度低下，蒼白	不整脈，血圧低下，重度徐脈，心停止
神経症状	意識状態	元気がない	眠気，軽度頭痛，恐怖感	ぐったり，不穏，失禁，意識消失

血圧低下：1 歳未満<70 mmHg，1〜10 歳<[70+(2×年齢)]mmHg，11 歳〜成人<90 mmHg
血圧軽度低下：1 歳未満<80 mmHg，1〜10 歳<[80+(2×年齢)]mmHg，11 歳〜成人<100 mmHg
〔日本アレルギー学会（監修）：アナフィラキシーガイドライン 2022，p18，日本アレルギー学会，2022 より〕

引用・参考文献

1) 日本アレルギー学会（監修）：アナフィラキシーガイドライン 2022，日本アレルギー学会，2022. https://www.jsaweb.jp/uploads/files/Web_AnaGL_2022_1201.pdf（2023/01/12 参照）
2) 丹羽 均：歯科臨床におけるアナフィラキシーの診断と対応，日本歯科麻酔学会雑誌，50(2)：43-51，2022.
3) Pumphrey RS：Lessons for management of anaphylaxis from a study of fatal reactions. Clin Exp Allergy. 30(8): 1144-1150, 2000.
4) 瑞慶覧聡太：救急外来での 呼吸困難・呼吸不全の考え方，レジデントノート，23(12)：1981-1924，2021.
5) 日本アレルギー学会：アナフィラキシーガイドライン，日本アレルギー学会，2014.
6) 日本救急看護学会（監修）：改訂第 2 版 ファーストエイド，へるす出版，2017.
7) Pumphrey RSH：Fatal posture in anaphylactic shock. J Allergy Clin Immunol. 112(2): 451-452, 2003.
8) Simons FF：First-aid treatment of anaphylaxis to food：Focus on epinephrine：J Allergy Clin Immunol. 113(5): 837-844, 2004.

セクション1 第一印象/迅速評価 生命の危機につながる徴候は？

呼吸：促迫しており咳嗽がある
循環：橈骨動脈は触知し速い。皮膚は温暖である
意識・外見：意識レベル正常，前胸部と腹部に発赤を伴う膨隆疹を認める

判断 気道，呼吸，循環の異常をきたし数分前より明らかに状態が変化している

対応 一次評価とバイタルサイン測定を実施。抗菌薬を一時中止

セクション2・3 一次評価と主訴からの判断 ①緊急度は？ ②持病の急性増悪？ 突然発症か？

一次評価：上気道異常および呼吸不全の潜在的状態，循環不全の状態
主訴：皮膚瘙痒感

判断 ①上気道に浮腫を生じ，喉の違和感を自覚していると推察
②頻呼吸は上気道の刺激，その他の要因による潜在的なガス交換障害の可能性
③頻脈は全身へ拍出する血流量が低下した結果，交感神経系の反応として現れ，循環不全の状態 ⇒ **緊急度は高い**

対応 患者をベッドに仰臥位にし，苦痛のない角度に調整
突然発症の「アナフィラキシー」「気管支喘息の発作」を仮説として検証を行う

セクション4-2 臨床推論 観察に基づく緊急度・重症度のアセスメント

問診：抗菌薬開始直後に皮膚の痒みと膨隆疹が出現。時間経過で範囲は拡大している。喉の違和感と断続的な咳嗽が随伴

身体所見
上気道の所見：口唇・舌の腫脹なし，嗄性なし，継続的な咳嗽あり
呼吸音：両側肺の含気は良好，wheezes 聴取なし（強制呼気時）
皮膚所見：頸部・胸部・腹部全周に発赤を伴う膨隆疹あり，全身皮膚紅潮
仮説形式：気管支喘息，アナフィラキシー

判断 「抗菌薬投与を契機に突然発症」「瘙痒感や膨隆疹を伴い」「喘鳴を認めない」「循環不全を伴う」⇒ **アナフィラキシーショックを発症したと判断 ⇒ 緊急度は高い**

セクション5 初期対応，検査，治療の準備 アナフィラキシーショック発症時の看護

対応 体位を水平仰臥位として下肢挙上を行った
患者に抗菌薬によるアレルギー発症の可能性があること，仰臥位となり急に起き上がるなどの行動は避けるよう説明した
看護師の応援と救急カートの要請を行った

セクション7 主治医報告/応援要請

アナフィラキシーショックを発症していると判断

対応 RRT 担当医へ SBAR 報告し，初期治療を開始

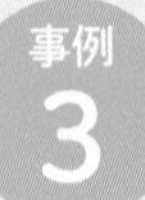

糖尿病による教育入院中に突然意識障害，どう判断する？

朝 6 時頃，なかむらさんから頭痛の訴えがあった。当直医に確認したうえで，鎮痛薬を持って病室を訪室したところ…。

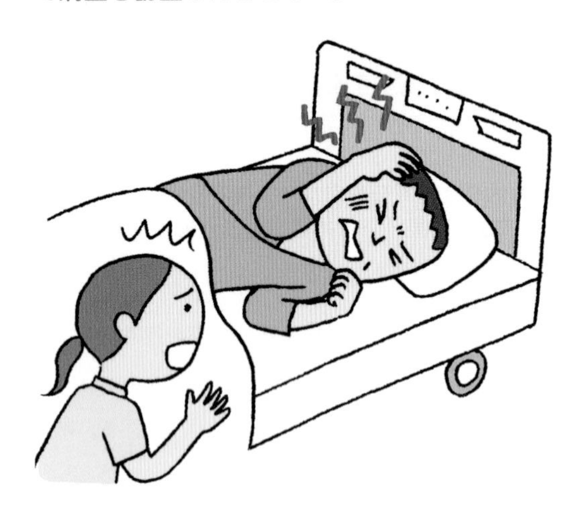

看護師：なかむらさん，痛み止めのお薬を持ってきました。

なかむらさん：う～。

看護師：わかりますか？　大丈夫ですか？

なかむらさん：う～。

看護師が呼びかけを数回繰り返すと，「はい」とだけ答えるが，側臥位の状態で「う～」と言いながら苦悶表情。

患者紹介

なかむら のういちさん，58 歳　男性

かかりつけのクリニックで糖尿病と高血圧を診断され，血糖降下薬と降圧薬の処方をされたが，仕事が忙しくて，その後，受診していなかった。先月頃より，多尿，口渇，倦怠感，体重減少を認めたため当院を受診。採血結果より，HbA1c が 10.1%，FBS 506 mg/dL と高値であることから，2 型糖尿病と診断され，今回，血糖コントロール目的にて教育入院となる。

既往歴 45 歳　胃潰瘍

内服薬 テネリア錠（血糖降下薬）20 mg 1 錠 1 日 1 回，アマリール錠（血糖降下薬）0.5 mg 1 錠 1 日 1 回，アムロジン錠（降圧薬）5 mg 1 錠 1 日 1 回，アジルバ錠（降圧薬）20 mg 1 錠 1 日 1 回

喫煙/飲酒 20 本/日，缶ビール 500 mL/日

ADL 自立

口渇時，炭酸飲料，缶コーヒーを摂取

なかむらさんは，2～3 年前より会社の健診で，血糖高値，高血圧の指摘を受け，かかりつけ医を受診し，血糖降下薬，降圧薬を処方されていたが，定期的に受診しておらず，倦怠感などの症状が出たため当院に入院となった。当院受診時の血圧は

185/99 mmHg。今回，教育入院が開始され，病識も高まり，毎食前・眠前に血糖測定を行い，スライディングスケールに応じてインスリン投与を行っていた。高血圧に対しては，内服薬を服用しているが，十分な血圧のコントロールには至っていないことから，循環器内科に紹介を予定していた。

なお，なかむらさんには以下のような看護問題を設定していた(看護目標および看護計画はp.87 を参照)。

なかむらさんの看護問題

RC1：食事療法，運動療法についての知識不足から過剰に栄養を摂取することによる血糖不安定のリスク状態

では，ここから急変時の思考過程に沿って，なかむらさんへの対応を考えていきましょう。

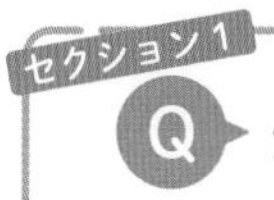

Q 生命の危機につながる徴候はあるか？

まず，なかむらさんのぱっと見の重症感を判断してみましょう。

第一印象/迅速評価

呼吸：呼吸は平静

循環：橈骨動脈触知可能，顔面蒼白，四肢末梢冷感・湿潤なし

意識・外見：苦悶表情，何回かの呼びかけで開眼，発語はゆっくりとした口調

第一印象/迅速評価では，苦悶表情，頻呼吸，何回かの呼びかけで，ようやく開眼することから，意識障害をきたしており，重症感があります。そのため，ほかの看護師に連絡をし，一次評価とバイタルサイン測定を行い，生命維持機能のどこに問題があるのかをすばやく評価する必要があると判断します。

対応

一次評価とバイタルサイン測定を行います。

一次評価

A(気道)：発声あり
B(呼吸)：頻呼吸，呼吸補助筋の使用はなし
C(循環)：橈骨動脈触知可能，頻脈，四肢末梢冷感・湿潤なし
D(意識)：JCS Ⅱ-10，GCS 14(E3V5M6)
　　　　瞳孔：左右差なし，対光反射あり
E(体温)：低体温なし，高体温なし

バイタルサインの測定結果

血圧：198/99 mmHg
脈拍数：99 回/分(整)
呼吸数：26 回/分
体温：36.8℃
酸素飽和度(SpO_2)：97%(room air)

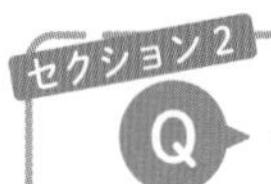

一次評価から緊急度をどのように判断するか？

一次評価：中枢神経に問題がある
主訴：頭痛，意識障害

① 意識障害を認める

現段階の意識レベルから軽度の意識障害を認めます。なかむらさんは糖尿病で教育入院中でしたが，血糖コントロールは不良でしたので，低血糖または高血糖から意識障害を呈していることは十分考えられます。また，頭痛を伴う意識障害を認める場合には，頭蓋内病変の可能性もあり，特に一次評価では脳ヘルニアをきたしていないかの観察は重要です。現在なかむらさんは，JCSⅡ-10，GCS 14(E3V5M6)，瞳孔所見は正常です。脳ヘルニアをきたすとJCS Ⅲ桁を示し，瞳孔異常も示すことから，現段階では脳ヘルニア状態ではないことがわかります。

② 血圧の異常を認める

収縮期血圧が180 mmHg以上を呈しており血圧の異常を認めます。また，先ほど頭痛を訴えていました。したがって，頭痛に加え，高血圧と意識障害もあることから

二次性頭痛の可能性を考えておく必要があります。

頭痛について

頭痛には，脳の病変に起因しない一次性頭痛と何らかの脳の病変のために生じる二次性頭痛がある。一次性頭痛は直接命にかかわらないもので，片頭痛，緊張型頭痛，群発頭痛などがある。二次性頭痛は命にかかわることがあり，脳血管疾患(くも膜下出血，脳出血，脳梗塞)，髄膜炎などがある。一次性頭痛・二次性頭痛の鑑別のために，問診，神経学的検査，画像検査が行われるが，二次性頭痛のなかで特に命にかかわるような頭痛は，病歴に特徴(突然，今まで経験がない，人生最悪の痛み，外傷，感染)があることから，問診によって除外することが重要である。

以上のことから，現段階では，中枢神経障害(意識障害)を認めることから，**低・高血糖による血糖異常の可能性**があります。低・高血糖が持続することで，低血糖性昏睡や高血糖性昏睡となり，対応が遅れることで，脳に障害が残る可能性もあることから，**緊急度は高い**と判断します。

持病の急性増悪/合併症(看護問題)なのか，突然発症なのか？

なかむらさんは，糖尿病による血糖コントロール不良と高血圧があり，現在，毎食後にインスリン投与と降圧薬の服用を行っています。そのため，血糖不安定のリスク状態として看護計画を立案していました。主訴が意識障害から，低・高血糖による血糖異常という持病の急性増悪/合併症が生じたと推察できます。

対応

低・高血糖の有無を把握するために，血糖測定を行います。低・高血糖を認めた場合は，医師に報告し，低血糖であれば50%ブドウ糖投与を行う必要があります。

血糖測定

血糖値：108 mg/dL

意識障害を認めたら，必ず血糖測定を

意識障害はさまざまな要因で発症する。そのすべての原因検索を行うには時間を要するため，まずは簡単な検査(血糖測定)を行う。そうすることで，病態の改善が図れる疾患(血糖異常)なのかどうかを確認する。血糖異常でなければ，緊急度・重症度が高く，対応に時間を要した場合に致命的となる疾患(頭蓋内病変)を疑い，対処する。つまり，意識障害を認めた場合は，最初に血糖測定を行う。

Q 観察した結果，緊急度・重症度をどのようにアセスメントするか？

低血糖も高血糖も認めませんでした。したがって，突然発症の意識障害と判断し，急変対応フローチャート(p.50)の右側のフローに移行し，臨床推論(セクション4-2)により原因検索を行います。意識障害には，一次性意識障害(主に脳幹や大脳皮質が原因)，二次性意識障害(主に脳以外の臓器障害が原因)があります。本症例は，**頭痛を伴っている意識障害であることから，一次性意識障害で脳血管疾患を発症**していると考えます。「脳出血」「くも膜下出血」「髄膜炎」「硬膜下/外血腫」を仮説形成し，問診，身体所見をとっていきます。

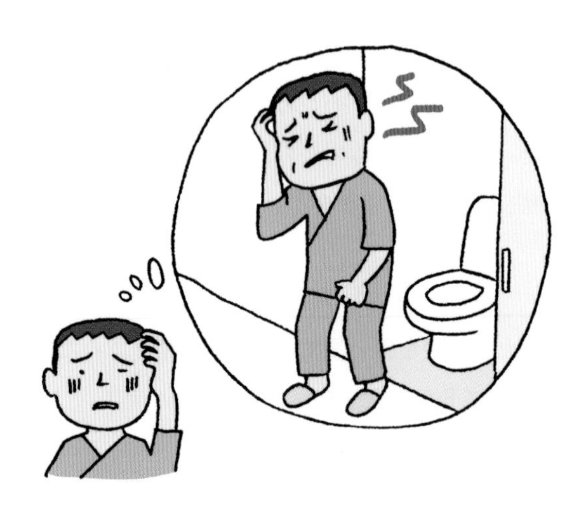

看護師：今，一番つらいことは何ですか。
なかむらさん：頭がガンガンする。
看護師：頭痛はいつからですか。
なかむらさん：さっき，薬が欲しいと言ったあたりから，突然痛くなりました。
看護師：今回のような頭痛は，過去にも経験がありますか。
なかむらさん：いいや，初めて。人生で最悪な痛みです。
看護師：寝ていて，突然痛くなったのですか。
なかむらさん：いいや。トイレで排便後に突然，頭が痛くなって…。そしたら，1分も経たないうちに痛みが頂点に達しました。
看護師：頭はどの辺が痛みますか。
なかむらさん：頭全体で特に，後頭部が痛く，頭を何かで殴られたような強い痛みです。
看護師：一番痛い時を10とすると，今，どの程度痛みますか。

なかむらさん：うーん，9 かな。
看護師：痛みに波はありますか？　それとも，持続していますか。
なかむらさん：持続しています。
看護師：ほかにどこか痛みや，苦しいこと，また，めまいとかはありますか。
なかむらさん：気分が悪く，吐きそうです，めまいはありません。
看護師：トイレなどで最近転んだりして頭を打っていないですか。
なかむらさん：それはないです。
看護師：わかりました。

身体所見

瞳孔：右 3 mm，左 3 mm　対光反射あり

神経学的症状：四肢麻痺なし

髄膜刺激症状：項部硬直陽性，ケルニッヒ徴候陰性，ブルジンスキー徴候陰性，ネックフレクションテスト陽性，ジョルトアクセンチュエーション陰性
小脳失調なし，明らかな頭部打撲や外傷はなし

電子カルテからの情報

A(アレルギー歴)：なし

M(内服薬)：夕食後に指示の内服薬投与，服用確認のサインあり
昨日は，眠前にランタス(インスリン)4 単位を皮下注射施行

P(既往歴)：胃潰瘍，2〜3 年前会社健診で高血圧，高血糖を指摘

L(最終食事)：18：30　主食 10 割　副食 10 割

喫煙：20 歳からたばこ 20 本/日

飲酒：缶ビール 500 mL/日

髄膜刺激症状

髄膜刺激症状とは，感染や出血により髄膜が刺激されたことで生じる，疼痛に対する防御反応。以下に髄膜刺激症状の確認方法を示す(表 25)。

項部硬直：患者を仰臥位にし，患者の後頭部を両手で抱え，頭部を前屈させようとすると抵抗や疼痛の訴えがある場合は，項部硬直ありと判断する。

ケルニッヒ徴候：患者を仰臥位にし，下肢を股関節で 90 度屈曲させ，膝関節を伸展させる際に抵抗を感じ，135 度以上伸ばせない場合を陽性と判断する。

ブルジンスキー徴候：患者を仰臥位にし，患者の後頭部を両手で抱え，頭部を前屈させようとすると股関節と膝関節が屈曲する。

ネックフレクションテスト：直立して頭部を前屈する際に抵抗や疼痛があり，下顎が前胸部につかない場合は陽性と判断する。

ジョルトアクセンチュエーション：座位で患者自身に頭部を水平に振ってもらう。1 秒間に 2〜3 回の速度で左右に振ってもらい，頭痛が増悪する場合は陽性と判断する。

表 25　髄膜刺激症状のスクリーニング検査

項目	検査方法	異常時所見
項部硬直	仰臥位の状態で頭部を前屈する。	前屈に抵抗がある。
ケルニッヒ徴候 (Kernig)	仰臥位の状況で左右の足を片方ずつ挙上する。	抵抗により，膝を 135 度以上伸展できない。
ブルジンスキー徴候 (Brudzinski)	仰臥位の状態で頭部を前屈する。	股関節・膝関節が自動的に屈曲する。
ネックフレクションテスト (neck flexion test)	直立した状態で頭部を前屈する。	屈曲時に抵抗や疼痛があり，下顎が前胸部につかない。
ジョルトアクセンチュエーション徴候 (jolt accentuation)	頭部を水平に振る。	頭痛が増強する。

現病歴・問診・身体所見から検証していきましょう。

① 髄膜炎，くも膜下出血

まず，髄膜炎とくも膜下出血は共通して，髄膜刺激症状の項部硬直を認めますが，発症様式に違いがあります。髄膜炎の場合，感冒など感染徴候を認め，その後，徐々に頭痛が増強するとともに，頭痛の種類として拍動性頭痛となります。本症例の発症様式は，**突然発症で持続性頭痛**を呈しています。また，**行為(排便)を行った直後から，頭痛が出現**し，1分以内に頭痛がピークに達しています。このような経過をたどる頭痛を雷鳴頭痛といい，くも膜下出血時の頭痛の特徴を呈しています。したがって，髄膜炎よりも，**くも膜下出血の可能性が高い**と考えます。

② 脳出血，脳梗塞

次に，くも膜下出血と脳出血，脳梗塞の違いは，身体所見にあります。脳出血・脳梗塞などの頭蓋内病変の場合，大脳皮質や皮質脊髄路障害から四肢麻痺を認めます。一方，小脳出血の場合は，四肢麻痺などは認めません。小脳出血で小脳が障害されることで小脳失調などを認めます。また，頭蓋内病変から，動眼神経を圧迫し，動眼神経の経路が障害されると，瞳孔の左右差や対光反射の消失が起こります。しかし，今回は，瞳孔の異常，四肢麻痺，小脳失調などは認めないことから，脳出血や脳梗塞などの可能性は低いと考えます。

③ 急性硬膜下/外血腫

最後に，急性硬膜下/外血腫の場合，外傷が原因の場合が多いのですが，本症例は外傷を伴った二次性頭痛ではありませんので，可能性は低いと考えます。

以上より，突然発症で持続性のある頭痛や雷鳴頭痛，髄膜刺激症状陽性を呈し，リスク因子においても高血圧，喫煙があることから，**くも膜下出血の可能性が高く，緊急度・重症度は高い**と判断できます。

小脳失調（小脳性運動失調）

小脳に腫瘍や血管障害などの小脳障害が起こると，麻痺はみられないが，運動失調をきたす。運動失調とは，明らかな麻痺がないにもかかわらず，姿勢を保つような協調運動ができない状態のことで，小脳失調では，歩行障害，構音障害，眼振，平衡障害，四肢・体幹の協調運動障害などがみられる。

代表的な観察方法には以下の２つがある。

指鼻試験：患者に「自分の鼻」と「検者の指」に交互に触るように指示する。失調がある場合，患者の指が検者の指に近づくほど振戦が現れる。

手回内・回外試験：患者の両上肢を軽く挙上させ，両手同時に回内・回外を行う。失調がある場合，障害側で遅く，不規則になる。

くも膜下出血発症時，どのような看護を実践するか？

なかむらさんはくも膜下出血の可能性が高く，緊急度・重症度が高い状態です。

頭蓋内圧亢進が進むと，脳血液循環が障害され，その代償として末梢血管抵抗が上昇し，全身の血圧が上昇します。上昇した血圧を一定に保つために，心拍出量が低下し徐脈が起こります。この現象をクッシング徴候といい，脳ヘルニアの徴候の１つとされています。

現在，なかむらさんには激しい頭痛，意識障害，悪心を認めており，血圧の上昇もあることから，頭蓋内圧亢進状態です。軽度の意識障害はありますが，徐脈や瞳孔不同までは認めませんので，脳ヘルニア状態ではありません。しかしながら，今後，悪化する可能性もあるため，経時的バイタルサインの測定，厳重なモニター監視が必要です。

また，頭蓋内圧亢進が進み脳ヘルニアを併発し，脳幹を圧迫することでの呼吸障害が生じる恐れがあることから，迅速に気管挿管・人工呼吸器の準備を行っておきます。頭部を 15～30 度挙上した体位をとり，頭蓋内静脈圧や髄液圧の低下を促します。外的刺激で交感神経を興奮させることによる血圧上昇を予防するために，照明を暗くし，アイマスクなどを使用し，刺激を少なくします。

主治医にどのように報告するか？

主治医への報告は SBAR で行うと，漏れなく報告することができますが，本症例のように緊急度が高い場合は，要点のみ簡潔に報告します。

看護師：内科病棟　看護師，合原です。

S：301 号室の糖尿病で教育入院しているなかむらさんのことです。意識障害を伴う頭痛を訴えています。

B：JCS II-10，GCS 14 点　血圧 198/99 mmHg で，血糖値は 108 mg/dL で低血糖は否定です。四肢麻痺はなく，瞳孔は両側 3 mm で対光反射もあります。発熱はありませんが，髄膜刺激症状も認めます。また，頭痛は突然発症で，雷鳴頭痛があり強い痛みが持続しています。

A：くも膜下出血を強く疑います。

R：観察室（リカバリー）への移動と頭部 CT が必要と思われますので，搬送の準備を行います。先生，至急，診察をお願いします。あと，採血の準備，末梢血管確保を行います。そのほかに準備はありますか。

Q この後，どのような治療が開始されるか？

くも膜下出血で，最も有用な検査は頭部単純 CT ですので速やかに撮影できるように準備を進めていきます。CT の結果，くも膜下出血と診断された場合，「脳卒中治療ガイドライン」に沿って治療が行われます。

くも膜下出血の予後を悪化させる最大の要因は再出血であり，治療前に再出血をいかに防ぐかが重要といわれています。血圧管理は再出血予防では最重要です。降圧目標は各施設によって基準が異なるため，施設の脳神経外科の指示のもとで管理を行います。膀胱留置カテーテル，胃管カテーテルなどの患者に苦痛を伴う処置を行う際には，交感神経が興奮し，血圧が上昇し，再出血のリスクが高くなるため，十分な鎮痛，鎮静を行います。また，再出血予防の 1 つとして，外的環境を遮断することが必要です。したがって，くも膜下出血を疑った時点から，患者に説明し，アイマスク着用などを行い，極力，暗室管理とします。

くも膜下出血の根本的治療は，Hunt and Hess 分類や Hunt and Kosnik 分類などの重症度分類と 3DCT angiography（CTA）で動脈瘤の有無，サイズなどによって，ネッククリッピング術などの開頭手術やコイル塞栓術などの血管内手術が行われます。また，くも膜下出血における合併症予防としては，痙攣予防のため，フェニトイン投与が行われます。脳灌流圧低下による脳虚血が生じることで，脳浮腫が起きることから，抗脳浮腫薬（グリセオールなど）の投与も行われます。厳重な全身管理が必要となりますので，SCU（Stroke Care Unit：脳卒中集中治療室）などへの転科の手続きを行います。

以上の流れをフローチャートに示します(p.88)。

解説5 くも膜下出血のメカニズム

くも膜下出血は，何らかの原因疾患により脳表面の動脈管(瘤)が破れ，血液が急激にくも膜下腔に流入する疾患である。くも膜下腔に流入した血液によって脳が圧迫され，頭蓋内圧が亢進する。また，血管が破裂したことにより脳血流量が低下し，頭蓋内圧亢進，脳循環不全により脳灌流圧が低下し，脳組織へ血流が十分に送りこめなくなるため，脳は虚血状態となり意識障害が起こり，脳幹に圧がかかることで呼吸障害などが生じる。

解説6 くも膜下出血重症度分類

くも膜下出血の重症度分類には，Hunt and Hess分類，Hunt and Kosnik分類(表26)，WFNS(World Federation of Neurosurgical Societies：国際脳神経外科連合)の分類(表27)などがある。臨床所見から重症度を判定できる。各分類でgradeが一致しないが，gradeの数字が大きくなるほど重症である。

表26 Hunt and Kosnik分類

grade	症状
grade 0	未破裂動脈瘤
grade I	無症候性か最小限の頭痛および軽度の項部硬直をみる
grade I a	急性の髄膜あるいは脳症状をみないが，固定した神経学的失調のみられるもの
grade II	中等度から重篤な頭痛項部硬直をみるが，脳神経麻痺以外の神経学的失調がみられない
grade III	傾眠状態，錯乱状態，または軽度の巣症状*を示すもの
grade IV	昏迷状態で中等度から重篤な片麻痺があり，早期除脳硬直(四肢の伸展など)および自律神経障害を伴うこともある
grade V	深昏睡状態で除脳硬直を示し，瀕死の様相を示すもの

*大脳半球の一部が障害されることで生じる症状で，局所症状ともいう。片麻痺，失語，視覚障害など。

表27 WFNSの分類

<table>
<tr><th></th><th>GCS</th><th>神経脱落症状*</th></tr>
<tr><td>grade I</td><td>15</td><td>－</td></tr>
<tr><td>grade II</td><td rowspan="2">14～13</td><td>－</td></tr>
<tr><td>grade III</td><td>＋</td></tr>
<tr><td>grade IV</td><td>12～7</td><td>＋または－</td></tr>
<tr><td>grade V</td><td>6～3</td><td>＋または－</td></tr>
</table>

*失語，片麻痺。－はなし，＋はあり。

RC1：血糖不安定のリスク状態

期待される結果（看護目標）

高血糖持続による高血圧，動脈硬化による脳血管障害，循環器障害の合併症を予防することができる。

看護計画

〈O-P〉	〈C-P〉	〈E-P〉
・意識レベル，バイタルサイン ・血糖測定（毎食前，眠前） ・体重測定 ・頭痛の有無 ・言語障害など一過性脳虚血発作症状の有無 ・胸痛などの胸部症状の有無 ・食事摂取量 ・内服薬服用の確認 ・口渇の有無 ・検査データの把握（HbA1c，尿糖，GA：グリコアルブミンなど）	・血糖測定後，医師の指示どおりのインスリン投与を行う。 ・内服薬の確実な投与。意識障害を認めた場合は，血糖測定を必ず行う。 ・水分摂取を促す。	・合併症の種類・症状について説明する。 ・自覚症状を認めた場合は，すぐに看護師に知らせる。

参考文献

1）田中竜馬：Dr. 竜馬のやさしくわかる集中治療　循環・呼吸編改訂版，羊土社，2020.
2）医療情報科学研究所（編）：病気が見える　Vol7　脳・神経第2版，メディックメディア，2017.
3）増山純二（編）：救急初療フィジカルアセスメント，Emer-Log，2022年秋季増刊，メディカ出版，2022.
4）日本脳卒中学会・脳卒中ガイドライン委員会（編）：脳卒中治療ガイドライン2021，協和企画，2021.
5）日本高血圧学会・高血圧治療ガイドライン作成委員会（編）：高血圧治療ガイドライン2019. https://www.jpnsh.jp/data/jsh2019/JSH2019_hp.pdf（2023年2月1日アクセス）
6）井上智子，窪田哲朗（編）：病期・病態・重症度からみた疾患別看護過程＋病態関連図　第4版，pp.584-604，医学書院，2020.
7）田中耕太郎（編）：必携脳卒中ハンドブック　改訂第3版，診断と治療社，2017.
8）伊藤敬介，大西弘高（編）：ナースのための臨床推論で身につく院内トリアージ，学研メディカル秀潤社，2016.

セクション1 第一印象/迅速評価 生命の危機につながる徴候は？

呼吸：発声あり，呼吸は平静
循環：特に問題なし
意識・外見：苦悶表情あり。何回かの呼びかけで開眼。発語はゆっくりとした口調

判断 明らかに意識障害を認める。⇒ **生命の危機につながる徴候あり**

対応 一次評価の観察とバイタルサインの測定

セクション2・3 一次評価と主訴からの判断 ①緊急度は？ ②持病の急性増悪？ 突然発症か？

一次評価：中枢神経に問題がある
主訴：頭痛，意識障害

判断 ①低・高血糖に伴う意識障害の可能性
②主訴の意識障害，頭痛，血圧異常 ⇒ 血糖異常，二次性頭痛
} ⇒ **緊急度は高い**

対応 血糖測定 ⇒ 108 mg/dL
突然発症の意識障害と判断し，原因検索（問診，身体所見）

セクション4-2 臨床推論 観察に基づく緊急度・重症度のアセスメント

問診：突然発症，雷鳴頭痛，人生で最悪な頭痛，持続性の頭痛
頭を何かで殴られたような強い頭痛を認める
意識：JCS II-10，GCS 14(E3V5M6)
血圧：198/99 mmHg
神経学的症状：瞳孔：右 3 mm，左 3 mm　対光反射あり
四肢麻痺なし，小脳失調なし
髄膜刺激症状：項部硬直：陽性，ケルニッヒ徴候：陰性，ブルジンスキー徴候：陰性
ネックフレクションテスト：陽性，ジョルトアクセンチュエーション：陰性
仮説形成：脳出血，くも膜下出血，髄膜炎，硬膜下/外血腫

判断 突然発症，頭痛を伴う意識障害。血圧の異常高値。発熱なし，四肢麻痺なし，髄膜刺激症状陽性 ⇒ **くも膜下出血と判断** ⇒ **緊急度・重症度は高い**

セクション5 再評価

緊急度・重症度が高い
このままの状態だと頭蓋内圧亢進が進む ⇒ 脳ヘルニアを併発する恐れがある

セクション7 主治医報告/応援要請 検査/治療の準備

くも膜下出血を発症していると判断

対応 SBAR で主治医報告もしくは RRT を起動。CT 検査・準備，初期対応

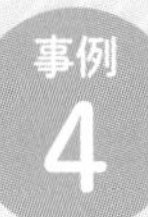

リハビリ歩行中に息切れ，どう判断する？

人工関節置換術後，リハビリテーションのため病棟内をたなかさんが歩いたところ…。

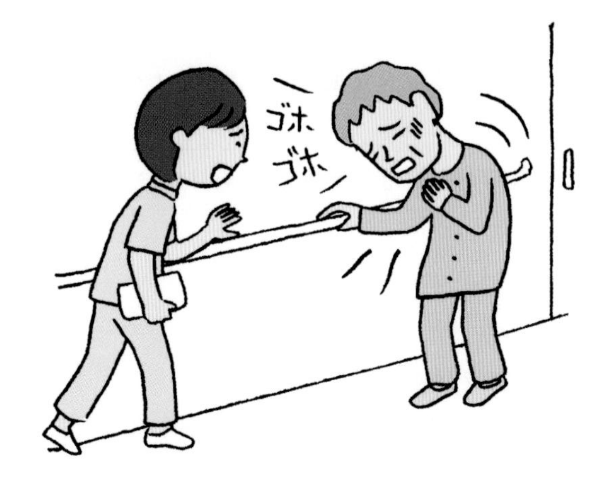

たなかさん：はぁ…はぁ…ゴホゴホ(咳き込む)

看護師：たなかさん，どうされましたか？(呼吸が苦しそう…)

たなかさん：息が上がっちゃって…。

看護師：息切れがしているんですね。少し座りましょうか(2～3 秒に 1 回程度の浅い呼吸をしている。末梢の冷感や顔面蒼白もないけれど，やや苦しそうな様子)。

患者紹介

たなか はつさん，83 歳　女性

数年にわたり，膝の痛みがあったが，杖歩行もできないほどの歩行困難となり，かかりつけ医のクリニックにて変形性膝関節症の診断を受ける。そのクリニックから紹介を受け，人工膝関節の手術目的で当院に入院となった。

既往歴 心不全(5 年前)，僧帽弁閉鎖不全症(15 年前)，高血圧症(20 年前)

内服薬 カンデサルタン錠(ARB)8 mg 1 錠 1 日 1 回，ラシックス錠(利尿薬)20 mg 1 錠 1 日 2 回，アーチスト錠(降圧薬)10 mg 1 錠 1 日 1 回

アレルギー なし

喫煙/飲酒 なし

ADL 排泄・食事・更衣：自立。杖歩行。一人暮らし。

たなかさんは 20 年前に高血圧，15 年前に僧帽弁閉鎖不全症を発症。5 年前から心不全と診断され，当院にて内服治療(ARB，利尿薬，降圧薬)を受けている。前回の心エコー検査では左室駆出率(LVEF)55％であった。

また，軽度の認知症があり，ADL は自立しているが，時々内服薬の服用を忘れることがある。最近の血圧は 140～150 mmHg 台でコントロールできているが，心臓に負担がかかるような体動や血圧の上昇，内服薬の飲み忘れ，水分の過剰摂取によって心不全症状が生じることがあり，これまでも数回，入退院を繰り返している。

このとき，たなかさんは人工関節置換術後8日目であった。歩行練習など，日常生活の回復に向けたリハビリテーションを行っているが，一昨日から易疲労感の訴えがあった。呼吸音などの身体所見に変わりなかったが，血圧が140〜160/80〜95 mmHg程度で，若干高い状態で推移していた。また，脈拍数が80〜90回/分で，時折，不整脈（心房細動）が出現していた。もともと頑張り屋で，無理をしてしまう傾向にあるため，「ゆっくり慌てずにリハビリテーションを進めていきましょう」という看護方針を伝えていた。

なお，たなかさんには以下のような看護問題を設定していた（看護目標および看護計画についてはp.100参照）。

たなかさんの看護問題

RC1：変形性膝関節症の術後合併症のリスク状態

RC2：無理な体動や水分摂取過多による心負荷の増大に関連した心不全悪化のリスク状態

⇨手術直後は水分バランスの過剰を関連因子としていたが，リハビリテーションが開始となったため，関連因子を変更してプラン継続とした。

＃1：行動制限に伴う筋力の低下や痛みに関連した日常生活行動の低下

＃2：認知症や複数疾患を抱えることに関連した今後の生活への不安

では，ここから急変時の思考過程に沿って，たなかさんへの対応を考えていきましょう。

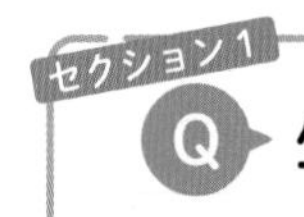

生命の危機につながる徴候はあるか？

まず，たなかさんのぱっと見の重症感を判断してみましょう。

第一印象

呼吸：促迫した呼吸あり

循環：顔面蒼白もチアノーゼもなし

意識・外見：意識レベル正常，やや苦しそうな表情

「息が上がっちゃって」という訴えから，呼吸数をみると2〜3秒に1回の呼吸で促

迫しています。いつものたなかさんよりも頻呼吸の状態です。手足の冷感や顔面蒼白もなく，末梢循環に明らかな所見はないものの，やや苦しそうな表情です。

このことから第一印象/迅速評価では，明らかに生命の危機につながる徴候があるとは言えませんが，平穏な状態ではなく，呼吸状態と苦しそうな表情を考慮すると，まずは一次評価とバイタルサインをすぐに評価する必要があると判断します。

対応

一次評価とバイタルサイン測定を行います。

一次評価

A（気道）：発声あり
B（呼吸）：頻呼吸，呼吸補助筋の使用はない
C（循環）：顔面蒼白・チアノーゼなし，四肢末梢冷感・冷汗なし
D（意識）：意識レベルに問題なし
E（体温/外見）：体温異常なし，苦悶表情あり，起座呼吸あり

バイタルサインの測定結果

血圧：174/88 mmHg
脈拍数：88 回/分（整）
呼吸数：25 回/分
酸素飽和度（SpO_2）：92％（room air）
体温：36.5℃

Q 一次評価から緊急度をどのように判断するか？

一次評価：潜在的な呼吸不全，循環不全状態である
主訴：歩行後の呼吸困難

① 頻呼吸，起座呼吸を認めている

普段のSpO_2は96％であるため，酸素化は低下している状態です。歩行練習に伴い酸素が消費されSpO_2の低下がみられます。一時的な低酸素血症の可能性はありますが，末梢化学受容器が刺激され，その影響で頻呼吸となっていることも考えられま

す。しかし，明らかな呼吸補助筋の使用はないため，重度な呼吸不全状態ではないと考えます。

起座呼吸については，呼吸不全に伴うものでなければ，心不全の影響も考慮しておく必要があります。

② 血圧の上昇がある

酸素が消費され，心負荷がかかり，交感神経が作用し血圧が上昇している可能性が考えられます。

以上のことから，現段階では**ショック症状はなく，重度な循環不全状態ではありません**が，潜在的に呼吸不全，循環不全が起きている可能性があります。

対応

歩行後であることから，たなかさんにはしばらく(5〜10分くらい)その場で安静にしてもらいます。その後，車椅子で病室に戻ったのち，酸素化の再評価，バイタルサインや意識レベルなどを詳細に観察し，緊急度，重症度について改めて評価を行い，息切れや呼吸困難感があるため起座位とします。

ひとまず，たなかさんが生命の危機的状況ではないことがわかりました。では，次に何を考えて，どのように動くのかを検討していきましょう。

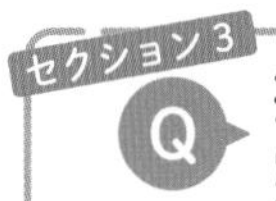

持病の急性増悪/合併症(看護問題)なのか，突然発症なのか？

たなかさんは心不全の既往があり，これまでも心不全の急性増悪により何度か入退院を繰り返していました。現在，薬物療法によって心不全はコントロールされていますが，リハビリテーションに伴う活動量の増加や水分摂取の過多により，心不全を生じるリスクを考慮し，RC2として看護問題を立案していました。

主訴の呼吸困難，頻呼吸とSpO_2の低下という呼吸状態の変化から，突然発症というより，急な活動量の増加に伴う心負荷の増加が推測されます。

対応

心不全に陥っている可能性があるため，引き続きバイタルサインや意識レベルの観察をはじめ，血性泡沫痰，呼吸困難感，チアノーゼなどの有無の観察や呼吸音・心音の聴取などを行います。

Q 観察した結果，緊急度・重症度をどのようにアセスメントするか？

10分ほど，たなかさんにベッド上で休んでもらったのち…。

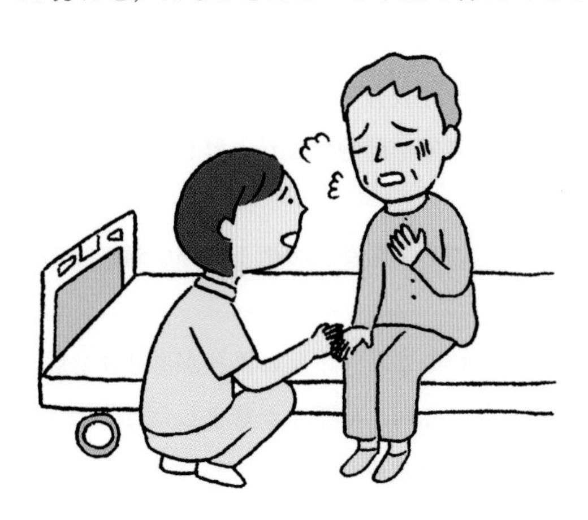

看護師：たなかさん，息が上がっていたのは，治まってきましたか？

たなかさん：ほんの少し…コホッ。

看護師：たなかさん，いつから息が切れるようになりましたか？

たなかさん：一昨日からちょっと疲れるようになって…。今日は歩行訓練を病棟3周もしちゃったからかねぇ…。コホッ。

看護師：（病棟1周のはずだったのに…）頑張ったのですねぇ。訓練のあとに息が苦しくなったのですね。

たなかさん：はい……はぁ…はぁ…。（咳嗽とピンク色の泡沫痰が少量認められる。）

● 身体所見

呼吸音：両肺野でcoarse crackles（水泡音），軽度のwheezes（喘鳴）

心音：収縮期雑音あり，III音なし

両下腿浮腫：浮腫あり（増悪なし）

● 電子カルテからの情報

内服薬の飲み忘れなし。

水分摂取量（800 mL/日）に問題はなく，昨日までに体重増加はない。

排尿回数は昨日6回/日，本日3回である。

① 循環不全

たなかさんは心不全があり，日頃からみられていた下腿の浮腫は，体静脈うっ血に伴うものであり，慢性心不全の状態であったと考えます。今回，予定されていたリハビリテーションを超える活動量により酸素消費量が増えました。そのために**心拍出量**

を増加させようとして，交感神経が興奮し，カテコラミンの影響を受けて血圧が上昇したのです（通常140～150 mmHg台でコントロールできていた血圧は，174 mmHgに上昇）。

一方，明らかな頻脈は認めず，末梢循環不全もない状態です。これは，心負荷の影響が大きくないと判断することもできますが，**高齢のため交感神経，カテコラミンの作用の低下に伴い，代償機能が働いていない可能性，また降圧薬の影響**も考慮しておく必要があります。

② 呼吸不全

呼吸困難感を訴えており，ピンク色の泡沫痰や呼吸音でcoarse crackleが聴取されました。これは心負荷の影響で，**心拍出量減少に伴い肺静脈圧が上昇し肺水腫となっている**と考えられます。

また，**左心不全に伴うガス交換障害を引き起こし，酸素化の低下に伴い頻呼吸**がみられます。

起座呼吸については，呼吸補助筋の使用がないことと，下腿に浮腫があり体静脈のうっ血がもともと慢性的にあることを考えると，今回，**心不全が悪化したことにより右心系の静脈還流が増大し，その静脈還流を減少させるため**の体位の可能性があります。

以上より，心原性ショック，呼吸不全状態ではありませんが，**活動量増加に伴い，左心不全に関連した循環不全状態と肺水腫に伴う潜在的な呼吸不全状態**です。ノーリア・スティーブンソン（Nohria-Stevenson）分類（図22）では「wet-warm」，クリニカルシナリオ（CS：clinical scenario）（表28）ではCS1と判断することができ，重症度は高い状態です。肺水腫があり，酸素化の低下もあることから，緊急度も高い状態です。

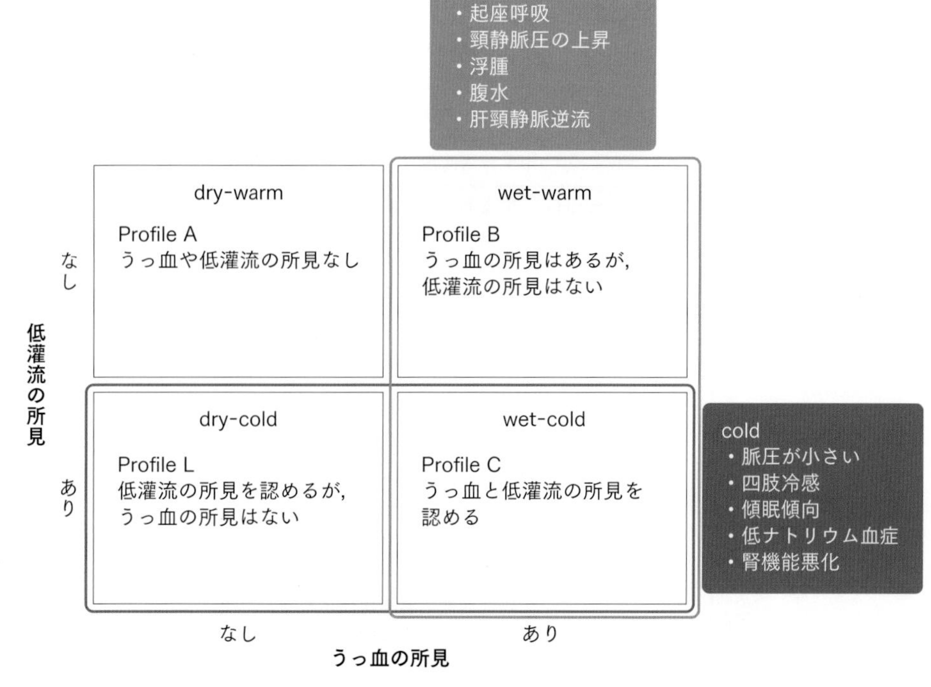

図 22　**ノーリア・スティーブンソン(Nohria-Stevenson)分類**

〔Nohria A, Tsang SW, Fang JC, et al.: Clinical assessment identifies hemodynamic profiles that predict outcomes in patient admitted with heart failure. J Am Coll Cardiol, 41(10): 1797-1804, 2003 より改変〕

心不全の分類

心不全患者の病態や治療介入の指標を示した分類は多く存在するが，よく使用される分類として，ノーリア・スティーブンソン分類と，クリニカルシナリオ(CS)がある。ノーリア・スティーブンソン分類は，身体所見(末梢循環および肺聴診所見)から簡便に心不全リスクを評価することに優れており，現在の病態を把握し，必要な薬剤は強心薬・利尿薬・血管拡張薬のどれなのかを考える指標となる。CS は，急性心不全の初期治療導入の指標として頻用されており，病院前を含む超急性期の血圧を参考に，病態把握から速やかに治療を行うためのアプローチ方法である。

表 28 **クリニカルシナリオ(CS：clinical scenario)分類**

分類	収縮期血圧	病態生理
CS1	＞140 mmHg	主な病態：肺水腫 ・充満圧上昇による急性発症 ・主な病態はびまん性肺水腫による呼吸困難 ・全身性浮腫は軽度 ・左室収縮は保たれている
CS2	100～140 mmHg	主な病態：全身性浮腫 ・慢性の充満圧/静脈圧/肺動脈圧上昇によって徐々に発症 ・主な病態は全身性浮腫(体重増加) ・肺水腫は軽度 ・慢性心不全に伴う腎機能障害などを合併
CS3	＜100 mmHg	主な病態：低灌流 ・急性あるいは緩徐に発症 ・全身性浮腫や肺水腫は軽度 ・低血圧/ショックの有無により 2 つの病態がある
CS4		主な病態：急性冠症候群 ・急性心不全の症状・徴候 ・急性冠症候群の診断 ・トロポニン単独の上昇では CS4 に分類しない
CS5		主な病態：右心機能不全 ・急性あるいは緩徐に発症 ・肺水腫なし ・右室機能不全 ・全身性静脈うっ血徴候

〔Mebazaa A, Gheorghiade M, Pina IL, et al.：Practical recommendations for prehospital and early in-hospital management of patients presenting with acute heart failure syndromes. Crit Care Med, 36(1 suppl): S131, 2008 より改変〕

高血圧性心不全のメカニズム

血圧は血管抵抗と心拍出量によって成り立っており，血管抵抗(後負荷)が高くなるか，心拍出量(前負荷)が多くなるか，またはそのどちらも増えると血圧は上昇する。高血圧の状態が続くと，血液を全身へ送るために心臓に大きな負担がかかり，心不全となっていく。これを高血圧性心不全という。高血圧を原因とした心筋の肥大により，心臓が拡張障害を起こすことで生じる。左室駆出率は比較的保たれ，体液の貯留も少ないとされているが，さらなる後負荷の増大(血圧の上昇)に伴い代償機転が破綻すると，心拍出量が低下し，急激に肺水腫によるガス交換障害が起こり，呼吸困難感が出現する。

たなかさんは心不全を再発したと判断されます。では，この後，どのように対応していくのかを考えていきましょう。

心不全発症時，どのような看護を実施するか？

観察の結果，左心不全状態であると評価しました。指示書に従い，経鼻カニューラ(酸素 3 L/分)で酸素投与を開始しました。

頻呼吸と起座呼吸がみられるため，横隔膜や呼吸補助筋の使用を有効に働かせること，加えて，右心系への静脈還流量(前負荷)が減少し，肺うっ血が軽減することを期待して，安楽な体位(起座位・ファウラー位)を保持します。しばらくはベッド上安静にして，過度な活動を増やさず，本人に現状を説明します。

安静の効果

心不全の急性期において，自覚症状の軽減や血行動態の安定化まではベッド上での安静療法が必要となる。安静自体が利尿作用(ナトリウム利尿)を高める効果があり，さらに心房性ナトリウム利尿ペプチドの産生を促進することで利尿作用を高めることがわかっている。ほかにも，安静療法は交感神経の刺激による心拍数および心筋酸素消費量の増加を抑制し，心仕事量を軽減させることが期待できる。

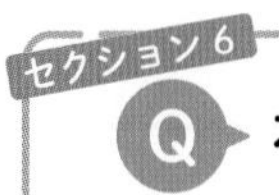

初期対応によって症状は改善されたか？

(酸素投与)30 分後にバイタルサイン測定をはじめ，たなかさんの所見を観察しました。

再評価

生理学的徴候

起座呼吸，呼吸補助筋の使用あり

チアノーゼなし，四肢末梢の冷感・湿潤なし，顔面蒼白なし

意識レベル JCS I-1

バイタルサイン

血圧：184/98 mmHg

脈拍数：95 回/分(整)

呼吸数：28 回/分

酸素飽和度(SpO_2)：89%(酸素 3 L/分)
体温：36.5℃

問診

呼吸困難は変わりない。
随伴症状：咳嗽あり，ピンク色泡沫痰あり

身体所見

呼吸音：両肺野で coarse crackles(水泡音)/軽度の wheezes(喘鳴)
心音：収縮期雑音あり，Ⅲ音なし
両下腿浮腫：浮腫あり(増悪なし)

酸素を投与しましたが，左心不全の増悪があり，SpO_2 は89%に低下しています。動脈血酸素濃度に換算すると PaO_2 は60 mmHg以下を示し，呼吸不全状態に陥っています。そのため，末梢化学受容器が反応し，頻呼吸や呼吸補助筋の使用がみられます。

心不全については，末梢循環不全症状は明らかではありませんが，交感神経，カテコラミンの代償機能が低下している可能性もあり，左心不全に伴う肺うっ血症状が顕著となっており重症度も緊急度も上昇しています。

急性心不全患者の呼吸管理

急性心不全患者では，まず経鼻カニューラ，フェイスマスクで酸素吸入を開始する。しかし，起座呼吸を呈する呼吸不全(呼吸数25回/分以上，SpO_2 90%未満)がある場合や，酸素投与しても SpO_2 が95%未満，あるいは頻呼吸，努力呼吸，起座呼吸などの臨床症状が改善しない，もしくは悪化する患者では，速やかに非侵襲的陽圧呼吸(NPPV)を開始することが推奨されている。さらに，NPPVによっても呼吸状態や動脈血液ガス分析値の改善を認めない場合は，気管挿管による人工呼吸管理へ移行する。

再評価後，どのように判断し対応するか？

再評価後では，左心不全の状態は悪化しており，呼吸不全に陥っているため，主治医コール，もしくはRRSを起動させます。

看護師：整形外科病棟の看護師，苑田です。

S：人工膝関節置換術後のたなかさんですが，呼吸困難を訴えています。

B：心不全と高血圧が既往にあり，これまでも心不全の急性増悪で何度か入退院しています。今回も予定以上の歩行後から呼吸困難を訴えている状態です。
現在，血圧 184/98 mmHg，脈拍数 95 回/分(整)，呼吸数 28 回/分，SpO_2 は 3 L/分投与開始しましたが，89％まで低下しています。両肺野で coarse crackles(水泡音)と軽度の wheezes(喘鳴)も聴取されています。

A：安静にしても改善されず，身体所見から慢性心不全の急性増悪に伴う呼吸不全に陥っていると考えます。

R：すぐに診察をお願いします。現在，ベッドに戻り酸素投与中ですが，酸素投与量はどうしましょうか。気管挿管，NPPV の準備も始めておきます。

Q この後，どのような治療が開始されるか？

心不全治療のアルゴリズムに準じて治療が開始されます。CS1 では，迅速な呼吸管理と同時に薬物療法による循環管理を開始します。降圧と肺うっ血の解除を目的とした血管拡張薬の使用が薬物治療の主体となり，硝酸薬の舌下やスプレー，体液貯留のある場合には利尿薬を投与(CS1 では，水分貯留がない限り，利尿薬を要することは少ない)する場合があります。再評価の段階で血圧は 184/98 mmHg まで上昇していますが，血管拡張薬の投与によって，後負荷が低下し，心負荷そのものも軽減することで，心不全症状が改善していくことが期待されます。心不全の急性期は急激に悪化し，心原性ショックに陥る場合もあるため，呼吸状態と循環状態の管理に努め，経過を追って観察を継続していきます。

以上の流れをフローチャートに示します(p.101)。

RC2：無理な体動や水分摂取過多による心負荷の増大に関連した心不全悪化のリスク状態

期待される結果(看護目標)

①○月○日までに，予定された運動スケジュールに基づいて病棟を2周歩行でき，心不全症状の出現がない。

②○月○日までに，退院に向け服薬と水分の自己管理を行うことができる。

看護計画

〈O-P〉	〈C-P〉	〈E-P〉
・バイタルサイン 　・血圧の変動 　・脈拍数，頻脈 　・呼吸数，SpO_2 ・意識レベル(認知症の程度) ・血性泡沫痰 ・呼吸音(湿性ラ音，喘鳴の聴取) ・心音聴取(III音，収縮期雑音の聴取) ・息切れ，呼吸困難感 ・起座呼吸 ・チアノーゼ，四肢冷感 ・疲労感 ・尿量(回数)と性状 ・下肢浮腫 ・頸静脈怒張 ・体重 ・水分・食事摂取量 ・運動量，活動量 ・服薬状況 ・心電図所見 ・心エコー所見 ・胸部X線所見 ・血液検査 ・下肢の痛み	・薬物療法(現在は看護師管理)の援助 ・1日の水分摂取制限：800 mL以内 ・息切れや呼吸困難感がある場合は，起座位とする ・呼吸状態に合わせて日常生活を援助(呼吸状態が安定していれば，ADLの自立へ向ける) ・午前・午後に歩行練習 (PTより病棟1周の指示あり，別途PTによるリハ実施) 【医師の指示】 ・呼吸困難時は酸素投与(経鼻カニューラ3 L/分)を開始，酸素化が改善しなければ主治医コール，またはRRS起動	・活動時は無理をせず，息が上がらないようにゆっくり歩くように指導する。 ・呼吸が苦しい時にはすぐに看護師に知らせるように指導する。 ・呼吸が苦しい時には，座ってゆっくり呼吸することを指導する。 ・息苦しくない(胸郭の動きを抑制しない)衣類の選択をするように指導する。 ・退院に向け，水分・食事に関する指導と服薬の自己管理を指導する。

引用・参考文献

1) 日本循環器学会/日本心不全学会合同ガイドライン：急性・慢性心不全診療ガイドライン(2017年改訂版)，2017.
https://www.j-circ.or.jp/cms/wp-content/uploads/2017/06/JCS2017_tsutsui_h.pdf(2023年9月閲覧)
2) 木田圭亮：急性心不全，日内科雑誌，109(2)：199-206，2020.
3) 山中克郎，他(編集)：UCSFに学ぶできる内科医への近道　改訂4版，南山堂，2012.
4) 日本救急看護学会(監修)：救急初療看護に活かすフィジカルアセスメント，p.6，へるす出版，2018.
5) 前掲4)：p.139
6) 増山純二(編著)：救急初療フィジカルアセスメント，メディカ出版，2022.

セクション1　第一印象/迅速評価　生命の危機につながる徴候は？

呼吸：発声あり，呼吸促迫なし
循環：顔面蒼白・チアノーゼなし
意識・外見：意識レベルに問題ないが，苦悶表情あり

判断　明らかに生命の危機につながる徴候はなし
対応　一次評価の観察とバイタルサインの測定

セクション2・3　一次評価と主訴からの判断　①緊急度は？　②持病の急性増悪？　突然発症か？

一次評価：潜在的な呼吸不全，循環不全状態
主訴：歩行後の呼吸困難

判断　①潜在的に呼吸不全，循環不全が起きている可能性あり
②主訴の呼吸困難，頻呼吸と SpO_2 の低下（呼吸状態の変化）⇒ 急な活動量の増加に伴う心負荷の増加と推測 ⇒ 緊急度は次のセクションで判断

対応　しばらく安静にしてもらったのち，車椅子で病室に戻る
引き続きバイタルサイン・意識レベルの観察
血性泡沫痰，呼吸困難感，チアノーゼなどの有無の観察
呼吸音・心音の聴取など

セクション4-1　臨床推論　観察に基づく緊急度・重症度のアセスメント

呼吸音：両肺野で coarse crackles（水泡音）/軽度の wheezes（喘鳴）
心音：収縮期雑音あり，Ⅲ音なし
両下腿浮腫：浮腫あり（増悪なし）

判断　呼吸困難感，ピンク色の泡沫痰，水泡音聴取 ⇒ 肺静脈圧が上昇し肺水腫
起座呼吸 ⇒ 心不全悪化により増大した右心系の静脈還流を減少させるか？
心原性ショック，呼吸不全状態ではないが，活動量増加に伴い，左心不全に関連した循環不全状態と肺水腫に伴う潜在的な呼吸不全状態 ⇒ **心不全を再発したと判断 ⇒ 緊急度・重症度は高い**

セクション5　指示書確認と初期対応（C-P の実施）　心不全発症時の看護

対応　指示書に従い，経鼻カニューラ（酸素 3 L/分）で酸素投与を開始。
判断　頻呼吸と起座呼吸 ⇒ 右心系への静脈還流量の減少，肺うっ血の軽減を期待して安楽な体位調整を行う
対応　起座位・ファウラー位を保持。しばらくはベッド上安静

セクション6　再評価　初期対応によって症状は改善されたか？

バイタルサイン　血圧：184/98 mmHg　脈拍数：95 回/分（整）　呼吸数：28 回/分　酸素飽和度（SpO_2）：89%（酸素 3 L/分）　体温：36.5℃
問診　呼吸困難は変わりない。随伴症状：咳嗽あり，ピンク色泡沫痰あり
身体所見　呼吸音：両肺野で coarse crackles（水泡音）/軽度の wheezes（喘鳴）
心音：収縮期雑音あり，Ⅲ音なし
両下腿浮腫：浮腫あり（増悪なし）

判断　酸素投与後，左心不全の増悪があり，SpO_2 は 89％に低下 ⇒ **呼吸不全状態**
心不全については，末梢循環不全症状は明らかではないが，左心不全に伴う肺うっ血症状が顕著 ⇒ **重症度・緊急度とも上昇**

セクション7　主治医報告/応援要請　再評価後，どのように判断し対応するか？

左心不全の状態は悪化しており，呼吸不全に陥っていると判断
対応　主治医コール，もしくは RRS 起動

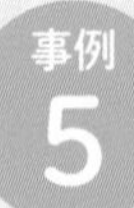

事例5 患者の反応が鈍い，どう判断する？

朝の検温で訪室すると…。

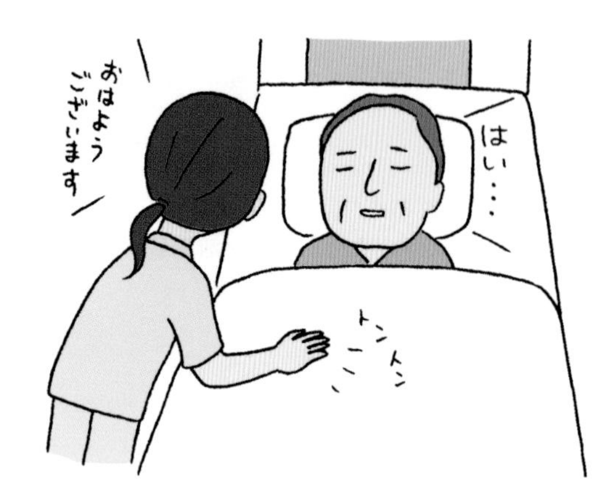

看護師：たかはしさん，おはようございます。

たかはしさん：はい…(うっすら開眼するがすぐに閉眼)

看護師：たかはしさん，わかりますか？

たかはしさん：はい…(うっすら開眼するがすぐに閉眼)

看護師：(反応が鈍いような。顔色は悪くないけど，呼吸が浅く速いし，眠いだけではない様子)

患者紹介

たかはし といきさん，78歳　男性

COPD(肺気腫)をかかりつけ医がフォローアップしており，肺炎を繰り返していたため呼吸の症状には注意していた。1週間ほど前から発熱があったが，呼吸器症状がないため自宅で様子をみていた。4日前より呼吸困難感が出現し，かかりつけ医を受診。心不全の急性増悪の診断を受け当院に入院となった。

既往歴 肺気腫，肺炎(2014年，2017年，2020年)，心不全入院(2021年)

内服歴 ビソルボン吸入液(気道粘液溶解薬)1回4 mg 1日2回，スピリーバ吸入薬(気管支拡張薬)2.5 μg 1回2吸入 1日1回，シロスタゾールOD錠(血管拡張薬)100 mg 1錠 1日2回

喫煙/飲酒 20本/日(20～63歳)，飲酒なし

ADL 自立，家屋内動作は入浴・掃除などで息切れあり，犬の散歩で息が上がる

たかはしさんは20年ほど前からCOPDの治療をしており，3年おきに肺炎を繰り返している。約1年前に初めて心不全で入院し，肺高血圧予防の内服治療も追加されている。

たかはしさんは入院後，利尿薬静脈注射とNPPV(非侵襲性陽圧換気)にて治療を進め，2日前にNPPVを離脱し，嚥下評価をして嚥下開始食としていた。酸素投与量を下げると酸素飽和度が維持できないため酸素2L/分投与を継続していた。入院前から常に軽度の喀痰があり，昨日も痰がらみはあったが呼吸困難感はなく，自己喀

出もできている様子であった。呼吸音でも副雑音・左右差は聴取されておらず，そのほかの身体所見に変わりはなかった。昨日のバイタルサインは血圧 130/70 mmHg，脈拍数 98 回/分で経過している。昨日夕食時は，食事を促しても閉眼してしまい数口程度で終了している。

たかはしさんには以下のような看護問題を設定していた(看護目標および看護計画についてはp.112 参照)。

たかはしさんの看護問題

RC1：肺気腫を背景とした肺高血圧による心不全再増悪のリスク状態
RC2：肺気腫の肺胞低換気や急性心不全による呼吸筋疲労により生じる換気障害リスク状態

では，ここから急変時の思考過程に沿って，たかはしさんへの対応を考えていきましょう。

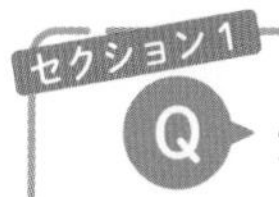

生命の危機につながる徴候はあるか？

まず，たかはしさんのぱっと見の重症感を判断してみましょう。

第一印象

呼吸：浅く速い呼吸
循環：チアノーゼなし，手指が温かい，発汗あり
意識・外観：呼名に薄目を開けてぼーっとしている，顔面紅潮あり

呼名に反応がなく，呼吸数は 2〜3 秒に 1 回でした。いつもより速い呼吸です。顔色は悪くなく手足の冷感もない状態で汗をかいています。

第一印象/迅速評価では，明らかに生命の危機につながる徴候があるとは言えませんが，平穏な状態ではなく，呼吸の状態を考慮すると，まずは一次評価とバイタルサイン測定を実施しすぐに評価する必要があると判断します。

対応

一次評価とバイタルサイン測定をします。

一次評価

A(気道)：発声あり，喘鳴なし，痰がらみあり
B(呼吸)：頻呼吸，呼吸補助筋使用あり，頸静脈の怒張なし，チアノーゼなし，呼気延長なし
C(循環)：四肢末梢冷感なし，発汗あり
D(意識)：GCS 10(E3V3M4)，瞳孔 2.5 mm　左右同大
E(体温・外見)：顔面紅潮あり

バイタルサインの測定結果

血圧：172/80 mmHg
脈拍数：112 回/分
呼吸数：28 回/分
酸素飽和度(SpO_2)：89％(酸素 2 L/分)
体温：36.0℃

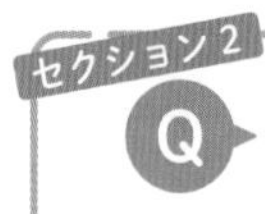

Q 一次評価から緊急度をどのように判断するか？

一次評価：潜在的な呼吸不全の状態
主訴：意識障害

① 頻呼吸，呼吸補助筋の使用が認められる

たかはしさんの普段の SpO_2 は 93％であるため酸素化が悪い状態です。心不全の再増悪や誤嚥性肺炎など何らかの原因により低酸素血症となり，末梢化学受容器が刺激され頻呼吸となっていることが考えられます。肺胞低換気による CO_2 貯留もまた中枢化学受容野を興奮させ頻呼吸を呈しますが，既往の COPD(肺気腫)により高二酸化炭素血症に至っていることも考えられ，中枢化学受容野は機能していない可能性があります。たかはしさんは呼吸補助筋を使用しており低酸素血症である可能性が高いと考えます。安静時呼吸の横隔膜・外肋間筋を用いた呼吸では酸素化が保てないときに，換気量を増やす目的で斜角筋・胸鎖乳突筋・大胸筋などの呼吸補助筋が用いられるため，重篤な呼吸不全の状態と考えます。

② 頻脈，血圧の上昇がみられる

低酸素による末梢化学受容器の刺激や肺の伸展刺激が心臓血管中枢へ興奮性の刺激として伝わり，交感神経が興奮し頻脈を呈していると考えます。また，高二酸化炭素血症により交感神経が興奮している可能性もあります。CO_2 が O_2 の 20 倍の拡散能であることから高二酸化炭素血症時には動脈血とともに肺胞気炭酸ガス分圧が増加し，肺胞気酸素分圧が低下することによって動脈血酸素分圧が低下します。末梢化学受容器が低酸素を感知して前述のとおり交感神経が興奮し，カテコラミンの影響で換気運動の増加とともに肺胞の血流量が増加，頻脈と脈圧の高い高血圧を呈している可能性もあります。心不全の再増悪などで心拍出量が減少したために，圧受容器が働き交感神経が過度に興奮しカテコラミンの分泌増加が起こり心拍数が増加している可能性もありますが，発見時，末梢冷感はなく，循環不全の可能性は低そうです。しかし，循環不全で潜在している可能性はありますので，二次評価での詳細観察が必要です。

③ 意識障害がある

意識障害はありますが，瞳孔の大きさは正常であり重度の意識障害はないため，脳卒中などによる脳ヘルニアの状態ではないと考えます。$PaO_2 \leqq 50$ mmHg となると意識障害を呈しますが，患者は SpO_2 89％のため $PaO_2 \geqq 55$ mmHg と推察でき，意識障害を呈する低酸素には至っていないと考えます。患者は COPD による低換気に加え，分泌物の増加・心不全による換気量低下などから CO_2 が貯留した可能性があります。高二酸化炭素血症でみられる呼吸促迫・頻脈・発汗・高血圧も出現しているため，CO_2 ナルコーシスの可能性が高そうです。

以上のことから，**循環不全の状態ではありませんが，呼吸不全の状態であり，緊急度が高いと判断**します。

対応

低酸素血症の状態ですが，高二酸化炭素血症の可能性が考えられるため，酸素投与は 2 L のまま増やさず，ポジショニングによる呼吸支援を実施します。仰臥位から座位にすることで横隔膜が 4 cm 下降し，機能的残気量が 15～20％増加することで，努力性呼気量・努力性呼気流速・胸郭前後径を増加させるなど，呼吸補助筋の支援につながり呼吸仕事量を減少させるため，頭部を挙上します。頭部挙上後，呼吸と意識レベルなどの詳細観察を実施します。

では，次に何を考えて，どのように動くのかを検討していきましょう。

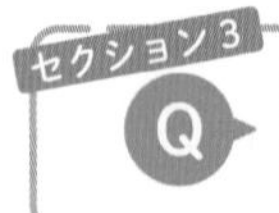

持病の急性増悪/合併症(看護問題)なのか，突然発症なのか？

たかはしさんの心不全は改善傾向にありました。2日前にNPPVを離脱した後も酸素を切るとSpO_2が維持できないため，2L/分の酸素投与を継続していました。心不全の再増悪に注意しながら，既往にCOPDとそれに関連する繰り返しの肺炎があったため，COPDの急性増悪や肺炎発症のリスクを考慮し，看護問題を立案していました。

頻呼吸，SpO_2の低下，頻脈がみられますが循環不全がなく，低酸素や意識障害など高二酸化炭素血症を疑わせる所見もあるため，肺胞低換気に対する持続的酸素投与により徐々にCO_2が蓄積した可能性が高いと考えます。

対応

高二酸化炭素血症に陥っている可能性があるため，RC2の看護計画(p.112参照)をもとに，バイタルサインや意識レベルを観察するとともに痙攣などの発生にも注意します。また，心不全再増悪の可能性も完全には否定できないため，呼気延長などの呼吸様式の変化と呼吸音・心音の聴取，頸静脈怒張などのうっ滞所見も観察していきます。

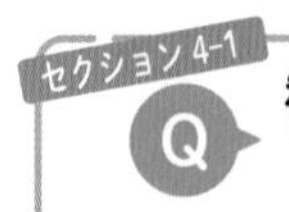

観察した結果，緊急度・重症度をどのようにアセスメントするか？

15分後，ベッドを頭部挙上した後，

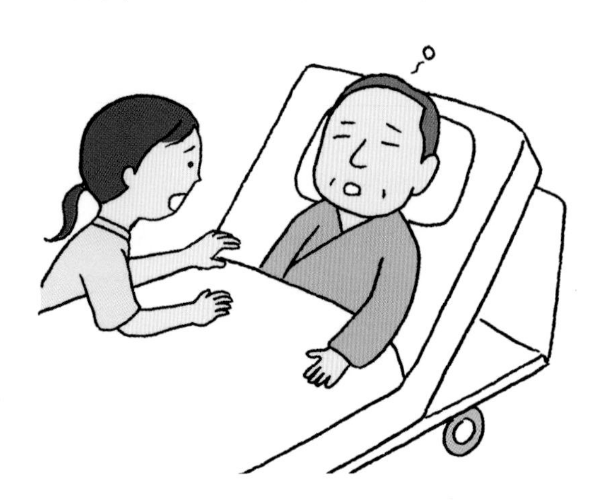

看護師：たかはしさん，わかりますか？

たかはしさん：はい…(うっすら開眼するがすぐに閉眼)

看護師：苦しいですか？

たかはしさん：う～ん…(うっすら開眼するがすぐに閉眼)

看護師：頭は痛いですか？

たかはしさん：…(うっすら開眼するがすぐに閉眼)

看護師：(反応がないけど呼吸苦や頭痛がないとは言えないし，身体所見でしっかり確認しよう)

身体所見

呼吸様式：呼気延長なし，腹部の呼吸補助筋(腹直筋)の使用なし
呼吸音：両肺野ともわずかに下葉で水泡音聴取，wheezes なし
心音：心雑音なし，III音なし
神経：羽ばたき振戦あり，瞳孔 2 mm　左右同大

電子カルテからの情報

内服飲み忘れなし，水分摂取(700 mL/日)に問題なし，体重増加なし，
排尿回数は昨日 6 回/日，本日 2 回。昨夜は夕食 1 割程度摂取後，寝てしまった。

① 心不全の再増悪や肺炎の可能性

たかはしさんは浮腫や体重増加もみられておらず，酸素投与が継続され活動制限もあったため，ベッドサイドのトイレに移乗する程度の活動であり過負荷となる要因もないことから，心不全再増悪の可能性は低いと言えます。痰がらみはありますが，発熱はみられていないことから肺炎の可能性も低いといえます。

② CO_2 濃度の上昇

基礎疾患に COPD があり，心不全の急性期を脱しても痰がらみの咳嗽は続いていました。心不全によって普段より分泌物が増加したことと呼吸筋疲労が生じた状態で，安静にしていたため COPD による肺胞低換気の状態から換気量がさらに低下し，十分な自己喀出ができていなかったと考えられます。**低換気や分泌物の増加により CO_2 が吐ききれず徐々に CO2 濃度が上昇**した可能性があり，貯留した CO_2 の拡散により脳脊髄液の pH が低下し呼吸中枢が麻痺した状態であったと考えられます。**呼吸中枢の麻痺により CO_2 濃度に対する反応が消失している状態で，酸素投与 2 L を継続したことで酸素濃度が満たされ自発呼吸が弱くなり，さらに CO_2 が貯留**していったと考えられます。

CO_2 濃度の上昇により交感神経が刺激されたため，カテコラミンの影響を受けて血圧の上昇・心拍数の増加・発汗がみられています。また CO_2 濃度の上昇では血管拡張が起こるため，末梢が温かく顔面が紅潮しており，早期であれば頭痛を訴えることも多いですが，意識障害が出現しているため確認できません。さらに CO_2 濃度上昇時にみられる羽ばたき振戦などの中枢神経症状も出現しています。

意識障害が出現しており，$PaCO_2$ が 80 mmHg を超えていると推測できます。

以上より，COPD と心不全による低換気と閉塞性換気障害が助長され，高二酸化

炭素血症，呼吸不全の状態です。意識障害が出現しており，**CO_2 ナルコーシスの状態で低酸素も伴っているため，緊急度が高い状態**です。

CO_2 ナルコーシスのメカニズム

閉塞性換気障害(肺気腫，慢性気管支炎など)や気管支喘息など器質的疾患がある場合に多く起こりやすい。肺胞低換気や分泌物の増加，気道の狭窄などで CO_2 が排出できず高二酸化炭素血症をきたす。CO_2 濃度が高くなると，CO_2 の拡散により脳脊髄液の pH が低下し呼吸中枢が麻痺し CO_2 濃度の変化を感知せず，低酸素のみが呼吸中枢を刺激している状態となる。ここに高濃度酸素投与をすると，低酸素の刺激がなくなり自発呼吸が弱くなるか停止する。呼吸の減弱によりさらに CO_2 が貯留する悪循環となる。CO_2 濃度が上昇すると，①交感神経が興奮するため血圧が上昇し頻脈となり発汗がみられ，②血管拡張によって頭痛・顔面紅潮・末梢が温かくなり，③羽ばたき振戦などがみられる。$PaCO_2$ 80 mmHg 以上で意識障害を呈し，$PaCO_2$ 200 mmHg となると昏睡・縮瞳がみられる。

COPD 患者における心不全増悪のメカニズム

COPD 患者の合併症に肺高血圧症による心不全がある。COPD では，二次性肺高血圧の合併率が高く，GOLD 分類ステージⅣの患者の 90％に肺高血圧の合併がみられる。肺高血圧は，肺胞構造の破壊に伴う肺血管床の減少，肺血管内皮機能障害(酸化ストレスにより血管内皮細胞が障害されること。血管を収縮させ炎症を起こしやすくなり，肺血管リモデリングを抑制できなくなる)，肺血管リモデリング(肺動脈の内膜や中膜の肥厚)，低酸素血症(低酸素性血管収縮)などにより起こる。肺高血圧により右心に負担が生じ，右心の機能低下(右心不全)を引き起こす。

たかはしさんは CO_2 ナルコーシスが予測されます。では，この後どのように対応していくのかを考えていきましょう。

セクション5 Q CO_2 ナルコーシス発症時，どのような看護を実践する？

観察の結果 CO_2 ナルコーシスの状態であると評価しました。指示書では SpO_2 90％以下の時，酸素投与量を 0.5 L/分ずつ増量とありましたが，酸素投与により CO_2 ナルコーシスを助長させている状態であるため，酸素投与量は増量せずに様子を見ました。

閉塞性換気障害と低換気が原因であることから，まず気道内分泌物を除去するために気管吸引を実施します。さらに低換気による CO_2 の貯留・低酸素の状態であることから，横隔膜や吸気と呼気の呼吸補助筋の使用を有効にする目的で起座位もしくはファウラー位に整えます。

肺気腫などの閉塞性換気障害では，気管支が長期間炎症を起こして粘膜や壁が肥厚し内腔が狭くなっています。呼気時に細気管支がつぶれ閉塞し，吐ききれず残気が多く肺が過膨張となっているため，残気を減らすために呼吸介助で呼気を補助し換気量の増加を図ります。また，BVM（バッグバルブマスク）を用意し，換気補助ができるように準備します。

呼吸介助の効果

慢性呼吸障害では，胸郭の可動性，特に拡張性が制限される。胸郭可動性の低下は呼吸筋の仕事量を増大させ，さらなる呼吸努力や呼吸困難をもたらす要因となる。

呼吸介助法は，呼吸仕事量の軽減，呼吸困難の軽減，胸郭可動性の改善，換気量の増大などの効果をもたらす。特に残気量が減少し肺胞換気量が増えることで肺胞気酸素分圧が増えるため，肺血流量が増え肺胞での拡散量が増加する。これらの結果，O_2，CO_2 の拡散量が増え，酸素化と高二酸化炭素血症が改善される。

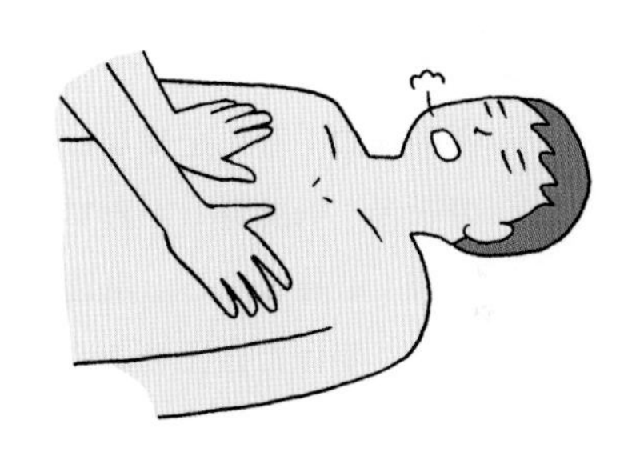

①呼気相に一致して胸郭を生理的な運動方向に合わせて徒手的にゆっくりと圧迫する。
②吸気時に圧迫を開放する。①②を繰り返す。

初期対応によって症状は改善されたか？

吸引・ポジショニング・呼吸介助から15分後に，バイタルサイン測定をはじめ，たかはしさんの所見を観察しました。

再評価

生理学的徴候

頻呼吸，呼吸補助筋使用あり，チアノーゼなし，呼気延長なし
喘鳴なし，痰がらみ減弱
末梢温感不変，発汗あり
意識レベル GCS 10（E3V3M4）

バイタルサイン

血圧：170/82 mmHg
脈拍数：110 回/分
呼吸数：28 回/分
酸素飽和度(SpO_2)：85％(酸素 2 L/分)
体温：36.0℃

問診

呼名に「うん」と返事をするがすぐに閉眼してしまう。

身体所見

呼吸様式：呼気延長なし，呼吸補助筋の使用あり(腹部の呼吸補助筋の使用なし)
呼吸音：両肺野ともわずかに下葉で水泡音聴取，wheezes なし
心音：心雑音なし，III音なし
神経：羽ばたき振戦あり，瞳孔 2 mm　左右同大

吸引・ポジショニング・呼吸介助後，バイタルサイン・意識レベルに変化はありません。呼吸様式・バイタルサインなどに変化はなく，呼吸介助時は SpO_2 91％まで上昇しますが，呼吸介助をやめると SpO_2 85％まで低下します。ポジショニングと呼吸介助によって残気量を減らし換気量を増加させることができ，酸素飽和度が上昇しています。しかし，血液中の CO_2 濃度はまだ高く呼吸中枢の麻痺は変わらないため，酸素濃度が満たされた中で呼吸介助をやめると，さらに呼吸が減弱してしまう状態です。

循環不全は出現していないため，心不全再増悪の可能性は低いと言えます。

CO_2 ナルコーシス患者の呼吸管理

『NPPV ガイドライン』において，COPD 患者の急性呼吸不全の呼吸管理については，NPPV を使用すべきと強く推奨されている(エビデンスレベル I，推奨度 A)。NPPV により，呼吸性アシドーシスの改善，呼吸数・呼吸仕事量・呼吸困難感の減少，人工呼吸器関連肺炎などの合併症の低下，入院期間の短縮，挿管を回避し生存率が有意に改善することが示されている。導入除外条件として，「呼吸停止」「呼吸減弱」「意識低下」「呼吸器分泌物を持続的に除去できない(自己にて)」「血行動態が重度に不安定で輸液・血管作動薬に反応しない」などがあり，侵襲的人工呼吸療法の適応となる。ただし，CO_2 ナルコーシスによる意識障害では NPPV 導入により意識障害の改善を期待できるとされている。NPPV 開始から 1〜2 時間後の血液ガス所見で改善がみられないとき，開始から 4〜6 時間で治療目標に達しないときは気管挿管を検討する。

再評価後，どのように判断し対応するか？

再評価では，CO_2 ナルコーシスの状態は変わらないため，主治医コール・もしくはRRSを起動させます。

看護師：呼吸器内科病棟の大瀧です。

S：心不全で入院中のたかはし　といきさんの SpO_2 と意識レベルが低下したので報告します。

B：肺気腫を背景にした心不全で4日前に入院し，2日前にNPPVを離脱し，本日まで利尿薬の静脈注射をしていて，入院中の意識レベルはクリアでした。朝の検温時，頻呼吸や呼吸努力とともに，呼名に開眼してもすぐ閉眼してしまうなどの意識レベルの低下を発見しました。バイタルサインは心拍数112回/分，血圧172/80 mmHg，O_2 2 L/分投与下で SpO_2 88％，呼吸数28回/分です。普段からの痰がらみはありますが，呼気延長・喘鳴・頸静脈の怒張・末梢冷感・皮膚湿潤などはみられず，尿量・体重は前日と大きな変化はない状態です。吸引後に15分間，呼吸介助を実施しましたが，呼吸介助中 SpO_2 91％程度に上昇するのみで，呼吸介助をやめると SpO_2 86％まで低下し，意識レベルは変わらず羽ばたき振戦もみられています。

A：CO_2 ナルコーシスなどの可能性も考えられるため，

R：診察と対応をお願いします。

Q この後，どのような治療が開始されるか？

『COPD診断と治療のためのガイドライン』および『NPPVガイドライン』に準じて治療が開始されます。

血液ガスデータから $PaO_2<60$ mmHg，pH＜7.35，$PaCO_2>45$ mmHgのいずれかに該当したら機械換気の適応となります。たかはしさんは，意識障害はありますが，GCS≧8点であり，痰は1回の吸引で除去できる程度で，気道が確保されており，喀血・嘔吐などもなく，循環不全もないなど，NPPVの禁忌・気管挿管適応基準には該当していないことから，気胸などを否定したうえでNPPVを開始できます。NPPVにより，換気量が増加することで $PaCO_2$ を低下させ呼吸性アシドーシスを改善させるとともに，呼吸回数・呼吸仕事量・呼吸困難感を減少させることができます。COPDの急性増悪がある場合は，抗菌薬・気管支拡張薬・ステロイドの投与が必要となるため，診断を進めていきます。改善がなければ気管挿管・人工呼吸器管理への移行の検討が必要となるため，30分経過したところで血液ガス・身体所見の再評価を行います。

以上の流れをフローチャートに示しましょう(p.113)。

RC2：肺気腫の肺胞低換気や急性心不全による呼吸筋疲労により生じる換気障害のリスク状態

期待される結果(看護目標)

①○月○日までに，心不全症状の出現がない

②○月○日までに，自己にて喀痰喀出ができ，低換気を増悪させない

看護計画

〈O-P〉	〈C-P〉	〈E-P〉
・バイタルサイン ・意識レベル ・気道の異常の有無 喘鳴，wheezes ・呼吸の異常の有無 吸気・呼気の呼吸補助筋の使用，呼吸の浅さ/深さ，呼気延長，起座呼吸，口すぼめ呼吸の有無，呼吸困難感，チアノーゼ，副雑音 ・循環の異常の有無 頸静脈怒張，末梢冷感・皮膚湿潤，チアノーゼ，in(点滴，飲水量)/out(尿量，便)，下肢浮腫 ・酸素投与量 ・活動量 ・服薬状況 ・胸部X線所見 ・血液所見	・薬物療法の援助 ・呼吸状態に合わせて日常生活を援助 ・呼吸リハビリテーション 　•喀痰喀出を促し，必要時吸引 　•胸郭の動きを制限しないポジショニング ・呼吸状態が落ち着いてきたらADL拡大を図る ・飲水チェック 【医師の指示】 ・呼吸困難時・SpO_2≦90％の時，経鼻カニューラ0.5 Lから開始(O_2 0.5 Lずつ増量) ・上記で改善しなければ主治医コール	・呼吸が苦しい時にはすぐに看護師に知らせるように指導する ・活動時，息切れや動悸を感じたら，休んで呼吸を整えるように指導する ・呼吸を弱くしないために，しっかり吐き，しっかり吸えるよう，日中はなるべく座位をとることを指導する

引用・参考文献

1) 安部紀一郎，森田敏子：関連図で理解する　呼吸機能学と呼吸器疾患のしくみ―病態生理，疾患，症状，検査のつながりがわかる，p.318，日総研出版，2009.

2) 坂本隆史：自律神経による血行動態制御と心不全，循環器ジャーナル，68(1)：122-126，2020.

3) 金澤博：COPDにおける肺血管リモデリング，心臓，45(4)：407-412，2013.

4) 千住秀明，神津玲：慢性閉塞性肺疾患(COPD)理学療法診療ガイドライン，理学療法学，43(1)：64-66，2016.

5) 日本呼吸器学会NPPVガイドライン作成委員会：NPPV(非侵襲的陽圧換気療法)ガイドライン改訂第2版，p.157，南江堂，2015.

6) 日本呼吸器学会COPDガイドライン第6版作成委員会(編)：COPD(慢性閉塞性肺疾患)診断と治療のためのガイドライン2022　第6版，メディカルレビュー，2022.

セクション1　第一印象/迅速評価　　生命の危機につながる徴候は？

呼吸：浅く速い呼吸
循環：チアノーゼなし，手指が温かい，発汗あり
意識・外観：顔面紅潮あり，呼名に薄目を開けてぼーっとしている

判断　明らかに生命の危機につながる徴候はなし

対応　一次評価の観察とバイタルサインの測定

セクション2・3　一次評価と主訴からの判断　　①緊急度は？　②持病の急性増悪？　突然発症か？

一次評価：潜在的な呼吸不全の状態
主訴：意識障害

判断　①呼吸不全が起きている可能性あり
②頻呼吸と SpO_2 の低下(呼吸状態の変化)を伴う意識障害 ⇒ **肺胞低換気による CO_2 ナルコーシスと推測 ⇒ 緊急度が高い**

対応　引き続きバイタルサイン・意識レベルの観察
頭痛，羽ばたき振戦，痙攣の有無を観察
心不全症状の有無を観察

セクション4-1　病態アセスメント　　観察に基づく緊急度・重症度のアセスメント

呼吸様式：呼気延長なし，腹部の呼吸補助筋使用なし
呼吸音：両肺野ともわずかに下葉で水泡音聴取，wheezes なし
心音：III音なし
神経：羽ばたき振戦あり，瞳孔 2 mm　左右同大

判断　呼気延長・wheezes なし，副雑音なし，浮腫なし ⇒ 心不全再増悪は否定的
心不全による呼吸筋疲労，気管分泌物の増加，喀痰自己喀出困難などによる肺胞低換気の助長 ⇒ **CO_2 ナルコーシスを発症したと判断 ⇒ 緊急度・重症度が高い**

セクション5　指示書確認と初期対応(C-P の実施)　　CO_2 ナルコーシス発症時の看護

対応　指示書では SpO_2≦90％時 O_2 0.5 L ずつ増量だが，CO_2 ナルコーシスのため増量せず

判断　気道分泌物の増加，換気量の低下が原因と判断

対応　気管吸引，起座位・ファウラー位に整える。呼吸介助を実施

セクション6　再評価　　初期対応によって症状は改善されたか？

バイタルサイン　血圧：170/82 mmHg　脈拍：110 回/分　呼吸数：28 回/分
SpO_2：85％(酸素 2 L/分)　体温：36.0℃
意識レベル：GCS 10(E3V3M4)

問診　呼名に「うん」と返事をするがすぐに閉眼してしまう

身体所見
呼吸様式：呼気延長なし，呼吸補助筋の使用あり(腹部の呼吸補助筋の使用なし)
呼吸音：両肺野ともわずかに下葉で水泡音聴取，wheezes なし
循環：末梢温感不変，発汗あり，心雑音なし，III音なし
神経：羽ばたき振戦あり，瞳孔 2 mm　左右同大

判断　呼吸介助時は SpO_2 91％まで上昇するが，呼吸介助を止めると SpO_2 は 85％に低下
⇒ 低酸素が改善しても意識障害が遷延している。血中の CO_2 濃度は変わらず，**呼吸不全状態に陥っている**

セクション7　主治医報告/応援要請　　再評価後，どのように判断し対応するか？

意識障害は変わらず，CO_2 ナルコーシスによる呼吸運動の低下から呼吸不全に陥っていると判断

対応　主治医コール，もしくは RRS 起動

事例6 肝硬変で入院中に吐血，どう判断する？

2日前に肝性脳症と診断され，緊急入院したやまもとさんの部屋を担当看護師が巡視したところ，やまもとさんは具合の悪そうな表情をしてベッド上に端座位をとっていた。

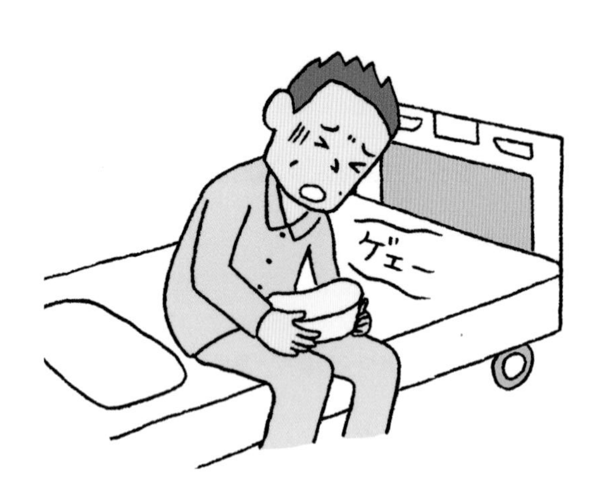

看護師：ご気分，あまりよくなさそうですね？

やまもとさん：少しムカムカするんだよな…。（眉間にしわを寄せながら前胸部のあたりをさすり，ベッドサイドの水を一口飲む）

看護師：（やまもとさんの顔面はやや蒼白に見える。もう少し詳しく症状を尋ねてみよう）

やまもとさん：あぁ，気持ち悪い…（と言った直後，コップ1杯ほどの血液を吐き出した）。

患者紹介

やまもと かんぞうさん，70歳　男性

2年前にアルコール性肝硬変の診断を受け，断酒を含む保存的治療により症状は軽快したものの，妻との死別を契機に1年ほど前より飲酒を再開し，通院を自己中断していた。

数日前より寝込んでいたやまもとさんは，2日前の8月1日，意識障害を呈しているところを同居の息子に発見され，当院に救急搬送された。救急外来での初期診療を経て，肝性脳症の診断により，同日緊急入院となった。入院時，便失禁があり，やや黒っぽい便を認めていたものの，経過観察となっていた。薬の投与を行い，入院翌日には意識レベルは改善された。

現在，禁食中であるが，飲水テストは問題なかったため，飲水可能となっている。

救急外来到着時　意識レベル：GCS 7（E1V2M4），JCS III-100

血圧：148/70 mmHg

脈拍数：90回/分

そのほかのバイタルサインおよび神経学的所見は異常なし

入院時に投与された薬剤　ラクツロースシロップ（合成二糖類製剤）60 mL 1日3回，アミノレバン（特殊組成アミノ酸輸液）500 mL 1日2回点滴静注

既往歴　アルコール性肝硬変（2年前）
5年以上健康診断は受けていない。2年前に血圧は高めと言われていた。

内服薬　なし

喫煙/飲酒　喫煙も飲酒もしている。同居の息子は詳細を把握していない。

ADL　自立。妻とは死別し，40歳代の息子と2人暮らし

やまもとさんは68歳のときに腹部膨満を感じ，妻から両下腿浮腫を指摘されたこともあり，他院を受診，長期にわたる過剰な飲酒によるアルコール性肝硬変の診断を受けていたが，1年ほど前から治療を自己中断していた。妻との死別後，息子と2人暮らしをしているものの，息子は日中不在のことも多く，やまもとさんの生活にあまり関与しておらず，現病歴や既往歴，生活歴など，詳細な情報は得られていない。

肝硬変は，肝疾患の終末像であり，やまもとさんは2年前にはすでに末期の状態であったことが推察できる。しかし，適切な治療は行われておらず，肝機能はさらに悪化していることが考えられる。肝硬変は，肝実質細胞の減少，線維化と構造改築による血流障害，門脈-大循環シャント形成などにより，門脈圧亢進，腹水，肝性脳症などを引き起こす[1)]。入院時に黒色便も認めており，その原因として食道静脈瘤からの出血の可能性が高く，現行の治療を継続するとともに，異常の早期発見に努める必要がある。

このとき，やまもとさんは入院2日目であり，失見当識はあるものの意思疎通が図れるほどに意識レベルは改善していた。入院時にみられた黒っぽい色の便については，やまもとさんも数日前から気づいてはいたが，「大したことじゃない」「前にも便が黒かったことはあったけど，放っておいたら治った」と，病院には行っていなかった。

なお，やまもとさんには以下のような看護問題を設定していた（看護目標および看護計画についてはp.127参照）。

やまもとさんの看護問題

RC1：アルコール性肝硬変に伴う合併症のリスク状態

RC2：食道静脈瘤破裂に伴う循環動態変動のリスク状態

⇨今後，肝性脳症以外にも，門脈圧亢進に伴う食道静脈瘤や肝機能障害に伴う出血傾向，腹水貯留に伴う呼吸困難など，アルコール性肝硬変による合併症の出現に注意が必要である。また，治療継続に対するやまもとさんの理解を得るとともに，社会的資源の活用などについても検討する。

＃1　アルコール性肝硬変の合併症に伴う非効果的組織循環リスク状態

＃2　セルフケア不足に伴う非効果的健康自主管理

では，ここから急変時の思考過程に沿って，やまもとさんへの対応を考えていきましょう。

セクション1 Q 生命の危機につながる徴候はあるか？

まず，やまもとさんのぱっと見の重症感を判断してみましょう。

第一印象

呼吸：やや促迫している
循環：やや顔面蒼白，皮膚湿潤・冷感なし，橈骨動脈は触知良好
意識・外観：意識レベルの変調はなく，眉間にしわを寄せた表情をしている

やまもとさんは，悪心を訴えた後，コップ1杯ほどの吐血をしました。第一印象は，呼吸がやや促迫し，顔面蒼白を認めてはいるものの，皮膚湿潤や冷感はなく，橈骨動脈の触知は良好でした。

以上のことから，第一印象/迅速評価では，今すぐに生命の危機的状態に移行するような徴候があるとは言えません。呼吸や循環の異常所見に注意しながら，まずは一次評価とバイタルサインを確認します。

対応

一次評価とバイタルサイン測定を行います。

一次評価

A(気道)：発声あり
B(呼吸)：やや呼吸促迫，呼吸補助筋の使用なし，頸静脈怒張なし
C(循環)：やや顔面が蒼白，チアノーゼなし，皮膚湿潤・冷感なし，橈骨動脈触知可
D(意識)：GCS 14(E4V4M6)
E(体温/外見)：苦悶表情あり，体温異常なし

バイタルサインの測定結果

呼吸数：24回/分
血圧：100/88 mmHg

脈拍数：108 回/分（整）
酸素飽和度（SpO_2）：98％（room air）
体温：36.0℃

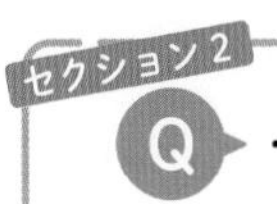

一次評価から緊急度をどのように判断するか？

一次評価：潜在的な循環不全の状態である
主訴：吐血（コップ 1 杯ほど）

① ショック徴候あり

やまもとさんはショックの 5P（p.25 参照）のうち，蒼白，呼吸不全の 2 徴候を呈しています。血圧は正常範囲内ですが，脈拍数は上昇傾向にあります。ショックの初期は，循環を維持しようと交感神経が働くことにより，末梢血管抵抗が増加，脈拍数が上昇し，心拍出量を増加させます。これらは皮膚湿潤や冷感，頻脈として身体所見に現れ，このような代償機能が破綻することにより初めて血圧が低下します。

また，やまもとさんの呼吸状態の促迫に関しては，SpO_2 低下やチアノーゼ出現，呼吸補助筋の使用などがないことから，循環動態の悪化に伴い組織の嫌気性代謝が亢進した結果であることが示唆されます。つまり，ショックや貧血などに伴い酸素運搬能が低下し，組織への酸素供給が需要を下回ると，酸素を必要としない嫌気性代謝が亢進し，乳酸が産生されます。それにより引き起こされる乳酸アシドーシスを是正するため，二酸化炭素を多く吐き出すことで代償しようと頻呼吸になります。

以上のことからやまもとさんは，**潜在的な循環不全の状態にあると考えられ，緊急度は高い**と判断します。

対応

今後，さらなるショック症状の出現や血圧低下をきたす可能性があるため，やまもとさんには臥床安静を促し，継続して観察します。また，再度吐血した際に誤嚥しないよう，悪心を自覚した際には側臥位をとり，口腔内の血液は飲み込まずにすべて吐き出すよう説明します。

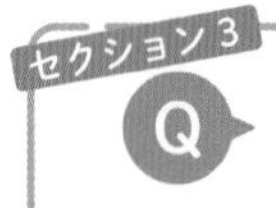

持病の急性増悪/合併症(看護問題)なのか，突然発症なのか？

やまもとさんは，吐血をし，ショックの初期症状を呈しています。既往にアルコール性肝硬変があり，その合併症として食道静脈瘤や血小板減少に伴う出血傾向に注意が必要であると考え，RC1 や RC2 をあげ，看護問題を立案していました。このことから，新規の症状を突然発症した可能性より，アルコール性肝硬変に伴う食道静脈瘤からの出血，つまり持病の急性増悪/合併症の可能性が高いと考えます。現在，血圧低下に至るほどの出血は起こしていませんが，今後，大量吐血や循環血液量減少性ショックに至る可能性を念頭に置き，対応をする必要があります。

対応

食道静脈瘤からの出血の可能性があるため，引き続きショックの 5P の出現や増悪に注意をしながら，バイタルサインや意識レベルの観察を行うとともにショック指数から出血量を予測します。また，患者の自覚症状を問診し，貧血症状の有無や吐血した血液の性状なども観察します。

観察した結果，緊急度・重症度をどのようにアセスメントするか？

やまもとさんは右側臥位をとって休んでいる。

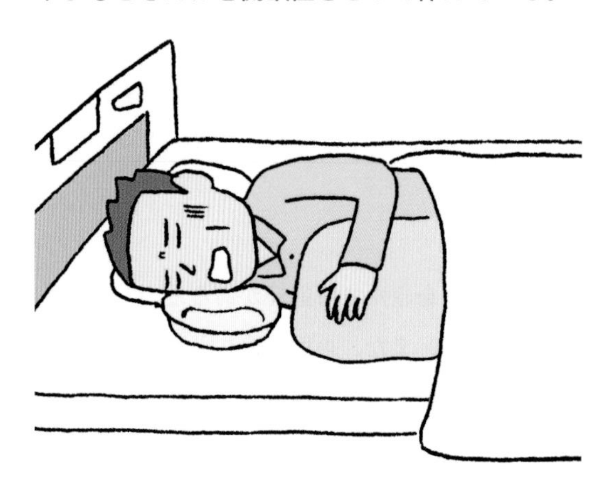

やまもとさん：まだ少し気持ち悪いな…

看護師：やまもとさん，気持ち悪さを自覚されたのは，いつからですか？

やまもとさん：よく覚えてないよ…

看護師：これまで同じようなことは経験ありますか？

やまもとさん：ないと思うけど…

看護師：ほかに痛みがあるとか，めまいがするとか，息が上がるとか，何か自覚している症状はありますか？

やまもとさん：痛みは別にないけど，さっき起き上がったら，いつもよりフラつく感じはあったな。

看護師：普段から立ちくらみはありましたか？

やまもとさん：まぁね。最近それで転んで，大してぶつけたわけでもないのに，大きな痣ができたこともあったな…。

看護師：そうだったんですね(電子カルテを確認する)。

身体所見

眼球黄染あり，眼瞼結膜やや蒼白，爪床・口腔粘膜やや蒼白，四肢に複数の斑状出血あり。

コップ内に吐血した血液は暗赤色～コーヒー残渣様。

吐血量はコップ内に収まる程度。容量は 100～150 mL 程度と推察される。

電子カルテからの情報

A(アレルギー歴)：なし

M(内服薬)：なし

P(既往歴)：アルコール性肝硬変(2 年前)

L(最終食事)：不明

E(現病歴)：数日前より寝込んでいたが，8 月 1 日，意識障害を呈しているところを息子に発見され，救急搬送された。肝性脳症の診断により，同日緊急入院となった。

入院時のバイタルサイン

GCS 7(E1V2M4)，JCS Ⅲ-100，血圧 148/70 mmHg，脈拍数 90 回/分，呼吸数 16 回/分，SpO_2 96%，体温 36.5℃

表 29　入院時の採血データ

血算	生化学		止血・凝固系
• WBC 6,800/μL	• TP 6.8 g/dL	• γ-GTP 44.8 IU/L	• PT 活性 49%
• RBC 220×10^4/μL	• Alb 2.8 g/dL	• ALP 259 IU/L	• PT-INR 1.43
• Hb 10.0 g/dL	• T-Bil 2.6 mg/dL	• BUN 26.2 mg/dL	• PT 18 sec
• Ht 38.5%	• AST 35.6 IU/L	• Cre 1.2 mg/dL	
• Plt 8.8 万/μL	• ALT 24.7 IU/L	• CPR 0.06 mg/dL	
	• LDH 140 IU/L	• アンモニア 136 μg/dL	

① 黒色便

やまもとさんは，数日前から黒色便があったと話していました。出血した血液が長時間消化管に存在することにより，胃内での酸化や腸内細菌の作用を受けて，便は黒くなります。「出血量が 50 mL を超えると便は黒くなる」[2] とされ，**黒色便はより上部の消化管で，ある程度の出血があることを示唆**します。

表30 循環血液量減少性ショックの重症度分類とショック指数，出血量，症状・所見

	Class I	Class II	Class III	Class IV
ショック指数	0.5	1	1.5	2
出血量(mL)*	＜750	1,000～1,500	1,500～2,000	＞2,000
出血量(%)	＜15	20～30	30～40	＞40
心拍数(回/分)	＜100	＞100	＞120	＞140
血圧	不変	収縮期血圧不変 拡張期血圧↑	収縮期血圧↓ 拡張期血圧↓	収縮期血圧↓ 拡張期血圧↓
ショックの症状・所見	症状なしあるいは，軽度の不安	交感神経症状 （蒼白，四肢冷感，頻脈，冷汗）	交感神経症状 ＋ 呼吸促迫，乏尿	交感神経症状 ＋ 意識障害，無尿

＊循環血液量5,000 mLで概算
〔日本救急医学会(監修)：標準救急医学　第4版，p.593，医学書院，2009より引用，一部改変〕

② 吐血

吐血は，十二指腸のトライツ靱帯より口側の消化管出血でみられる症状です。一般的に出血量が多い時に吐血が起こるため，やまもとさんは数日前より上部消化管でのじわじわとした出血が持続し黒色便が出ていたものの，**今回出血量がその許容を超えたため吐血**した可能性が考えられます。出血量の予測には，ショック指数[注6)]を活用することもできます(表30)[3)]。やまもとさんの**ショック指数は1.08となり，1L以上の出血**をきたしている可能性が示唆されます。

さらに，やまもとさんが吐血した血液の色調は，暗赤色～コーヒー残渣様でした。吐血した血液の色調は胃酸との接触時間に左右されます[2)]。出血速度が遅いと，吐血までに時間がかかり，胃酸との接触時間も長くなるため，血液内のヘモグロビンが酸化されることにより，血液は赤色から黒褐色に変色します。つまり，やまもとさんの吐血した血液の性状から，時間をかけて出血していた血液が一定時間胃内に停留し，それを吐き出した可能性が考えられます。

以上のことから，やまもとさんは，数日前からトライツ靱帯より上部消化管からじわじわと出血をきたしており，胃内に溜まってきていた血液を吐血したことが推察されます。出血量は1L以上あり，循環血液量のおよそ20%以上を喪失している可能性があります。

これまでのアセスメントを統合すると，やまもとさんは，**アルコール性肝硬変に伴**

注6：心拍数÷収縮期血圧で計算する。

う食道静脈瘤から出血している可能性が高いと考えます。通常，肝臓では，血小板増殖因子であるトロンボポエチンが産生され，Ⅷ因子以外の凝固因子が合成されています[2]。つまり，肝機能が障害されることによって，トロンボポエチン減少に伴う血小板減少や，凝固因子減少に伴う凝固能低下が惹起されます。入院時の採血データを見ると，やまもとさんは，血小板減少や凝固能低下をきたしていることが明らかであり，すでに食道静脈瘤からの出血が起こっていた場合，自然に止血することは期待できないと考えられます。

やまもとさんには，蒼白，呼吸不全などのショックの症状も出現しています。また，一見正常範囲内に思えた血圧(100/88 mmHg)も，入院時の血圧(148/70 mmHg)と比較すると，収縮期血圧は約 50 mmHg 低下していることがわかります。今後，**食道静脈瘤より大量の出血をきたす可能性もあり，循環動態がさらに悪化し，循環血液量減少性ショックに移行する危険性が高く，緊急度は高いと**考えます。

循環血液量減少性ショックは，末梢組織への酸素供給を減少させ，熱生産を低下させます[4]。さらに，ショック症状に伴う冷汗により熱放散の作用が働き，患者の体温よりも低い温度の輸液や輸血も熱放散を助長する因子となります。やまもとさんの体温は，現在 36.0℃と正常範囲内ではあるものの，今後低体温をきたす可能性が考えられます。低体温は，酵素活性を阻害し，血液凝固異常やアシドーシスを惹起することが知られており，生理的な代償機能が破綻し，処置に対する反応を低下させます。このようなショックを増悪させる因子の回避に向け，看護師は，早めに対応していくことが重要です。

では，この後，やまもとさんにどのように対応していくのかを考えていきましょう。

食道静脈瘤からの出血時，どのような看護を実施するか？

やまもとさんは，食道静脈瘤からの出血に伴い，循環血液量減少性ショックに移行する可能性が高いため，ショックからの早期離脱，ショックの原因となっている出血源の特定と止血を図っていくことが最も重要です。そのため，医師に連絡をとり，早期の診療を促し，今後，必要な処置を予測し，準備します(予測される処置については p.123 を参照)。

処置の実施に備え，患者が大部屋に入院している場合には，個室や処置室への移動も検討します。また，バイタルサインを継続して観察できるようモニターを装着します。循環動態の悪化に伴い，患者が低体温にならないよう保温に努め，患者には安楽な体位をとるように説明します。

初期対応により症状は改善されたか？

やまもとさんは大部屋に入院していたため，リーダー看護師に報告・相談のうえ，ベッドごと処置室に移動しました。処置室内のモニターを装着し，血圧測定の間隔は5分に設定しました。保温の必要性を説明し，電気毛布をかけ，バイタルサインと身体所見を再評価しました。結果は以下のとおりです。

再評価

生理学的徴候

A(気道)：発声あり

B(呼吸)：呼吸促迫あり，呼吸補助筋の使用，頸静脈怒張なし

C(循環)：顔面蒼白・皮膚湿潤・冷感あり，チアノーゼなし，橈骨動脈触知は先ほどよりも弱い

D(意識)：GCS 13(E3V4M6)

E(体温/外観)：脱力あり

バイタルサイン

呼吸数：28 回/分

血圧：100/72 mmHg

心拍数：128 回/分(洞性頻脈)

SpO_2：96％(room air)

体温：35.8℃

問診

悪心が継続している。痛みはない

身体所見

眼球黄染あり，眼瞼結膜やや蒼白，爪床・口腔粘膜やや蒼白(変化なし)

ショックの5Pのうち，蒼白，冷汗，虚脱，呼吸不全を認めており，脈の触知も弱

くなってきています。収縮期血圧は100 mmHgで保たれているものの先ほどよりも低下しており，心拍数はさらに上昇しています。ショック指数は1.28であり，ショックがさらに進行しています。

Q 再評価後，どのように判断し対応するか？

再評価の結果，ショックの進行を認め，その原因としては食道静脈瘤からの出血の可能性が高いです。主治医に再度連絡，もしくはRRSを起動させます。

看護師：消化器内科病棟の看護師，望月です。昨日，肝性脳症で入院された310号室のやまもと かんぞうさんについて報告があります。

S：先ほど吐血し，ショックの症状が出現しています。

B：アルコール性肝硬変が既往にあり，数日前から黒色便を自覚していたようです。現在，血圧100/72 mmHg，心拍数128回/分，呼吸数28回/分で，蒼白，冷汗などの症状を認めます。意識レベルは本日改善傾向にありましたが，現在虚脱症状を呈しています。昨日の採血データから，貧血や血小板減少，凝固能低下も認めています。

A：食道静脈瘤破裂に伴う循環血液量減少性ショックに至っている可能性があります。

R：すぐに診察をお願いできますか。すでにモニターは装着済みです。酸素投与や輸液投与も開始しますか？

Q この後，どのような治療が開始されるか？

食道静脈瘤破裂による出血は，門脈圧亢進に伴うものであるため，「静脈瘤内圧が上昇しており，大量の出血となりやすい」[5]です。循環血液量減少性ショックに至ることも多いため，まずは全身状態の安定化を図る必要があります。太めの留置針を用いて末梢静脈路を確保し，輸液や輸血を全開投与します。ショックが遷延し，意識や呼吸の状態が悪化する場合には，気管挿管が必要になることもあります(図23)。

① S–Bチューブを用いたバルーンタンポナーデ法

適応は，内視鏡的治療が困難な食道・胃静脈瘤出血例であり，静脈瘤からの出血により内視鏡的に視野の確保が困難なときには速やかにS–Bチューブを用いたバルーンタンポナーデ法(図24)に移行します[5]。全身状態が不安定な場合や内視鏡的治療

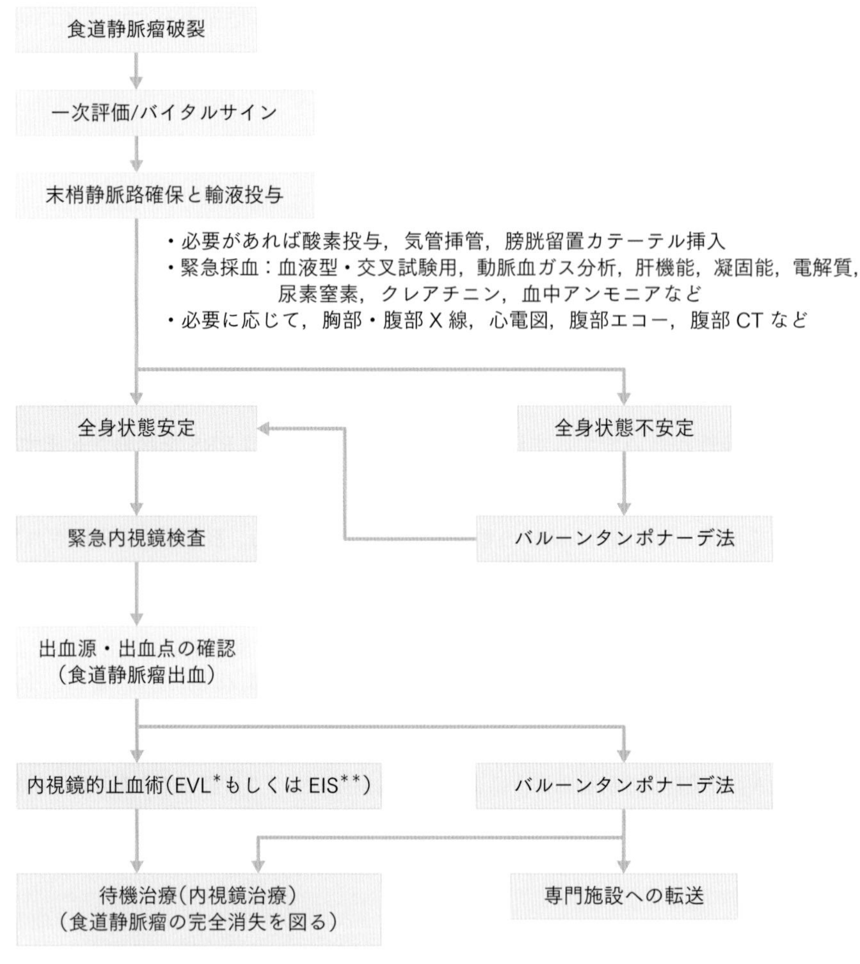

図23 **食道静脈瘤破裂患者の診療フロー**

* EVL（endoscopic variceal ligation）：内視鏡的静脈瘤結紮術
** EIS（endoscopic injection sclerotherapy）：内視鏡的硬化療法
〔小原勝敏，近森文夫（監修）：食道・胃静脈瘤 改訂第4版，p.139，p.170，日本メディカルセンター，2021より一部改変〕

までに一定時間を要する場合に，一時的に使用することもあります。

② 内視鏡的止血術

食道静脈瘤出血に対する止血治療の第一選択は，内視鏡的止血です[5)]。全身状態の安定化を図った後，可及的早期に緊急内視鏡が行われます。

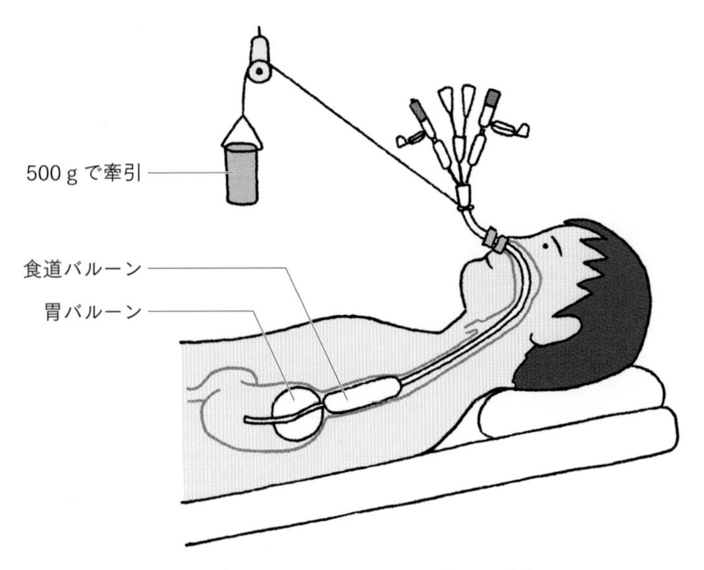

図 24　**S-B チューブによるバルーンタンポナーデ法**
※ 500 mL の輸液バッグで代用する方法も行われます。

急性期消化管出血のリスク評価

急性期消化管出血でリスク評価に使用できる 2 つのツールがある。緊急内視鏡の要否を検討するためにも用いることができるため，患者に必要となる処置を予測する上でも役立つ。

① Glasgow-Blatchford スコア[6)]（表 31）：バイタルサインや採血結果，現病歴，既往歴で採点可能であるため，簡便なリスク評価に有効。最大スコア 23 点であり，点数が低ければ低リスクであり緊急内視鏡が必要なく，高ければ高いほどリスクや緊急性が高いと評価できる。

② Rockall スコア[7)]（表 32）：年齢，ショックの有無，合併症の 3 項目による Clinical Rockall Score と内視鏡所見を含めた Complete Rockall Score の 2 段階で用いる。Clinical 0 点，Complete 2 点以下が低リスクと考えられる。

このスコアを入院時のやまもとさんに当てはめると，Glasgow-Blatchford スコア 11 点，Clinical Rockall Score 4 点であり，早期の緊急内視鏡による治療が必要であった可能性が示唆される。

表31 Glasgow-Blatchford スコア

項目		評価	点数
BUN(mg/dL)		＜18.2～22.4	＋2
		＜22.4～28.0	＋3
		＜28.0～70	＋4
		70～	＋6
Hb(g/dL)	男	12～13	＋1
		10～12	＋3
		＜10	＋6
	女	10～12	＋1
		＜10	＋6
その他(複数選択可)		脈拍≧100回/分	＋1
		黒色便	＋1
		失神	＋1
		肝不全	＋1
		心不全	＋1

点数が低ければ低リスク：緊急内視鏡が必要なし

〔Blatchford O, et al.：A risk score to predict need for treatment for upper-gastrointestinal haemorrhage. Lancet, 356(9238)：1318-1321, 2000より〕

表32 Rockall スコア

項目	内容	点数	
年齢	＜60歳 60～79歳 ＞80歳	0 1 2	Clinical Rockall Score / Complete Rockall Score
ショック	ショックなし 頻脈：心拍数≧100回/分，収縮期血圧≧100 mmHg 低血圧：収縮期血圧≦100 mmHg	0 1 2	Clinical Rockall Score / Complete Rockall Score
合併疾患	虚血性心疾患，うっ血性心不全，主要な合併疾患 腎不全，肝不全，転移性悪性腫瘍	2 3	Clinical Rockall Score / Complete Rockall Score
内視鏡所見	所見なし，マロリー・ワイス症候群 その他の所見あり 上部消化管の悪性腫瘍	0 1 2	Complete Rockall Score
内視鏡で確認可能な出血徴候	所見なし 上部消化管の血液，付着した血塊，内視鏡で確認可能な血管，活動性出血	0 2	Complete Rockall Score

Clinical 0点，Complete 2点以下が低リスク

〔Rockal TA, et al.：Risk assessment after acute upper gastrointestinal haemorrhage. Gut, 38(3)：316-321, 1996より〕

RC2：食道静脈瘤破裂に伴う循環動態変動のリスク状態

期待される結果（看護目標）

①異常時には早期に適切な処置を受けることができる

②食道静脈瘤破裂に対する予防行動をとることができる

看護計画

〈O-P〉	〈C-P〉	〈E-P〉
・バイタルサイン 　・血圧の変動 　・脈拍数，頻脈 　・呼吸数，SpO_2 ・意識レベル ・悪心の有無 ・吐血，下血の有無 ・腹部膨満，腹痛の有無 ・呼吸状態 ・皮膚の状態，黄疸の有無，眼瞼結膜や口腔粘膜，爪床の色調 ・便の色，性状，量 ・採血データ（肝機能，血液凝固能，貧血の有無） ・内視鏡検査結果	・食道静脈瘤への機械的損傷を予防する（食事再開時には十分に咀嚼するように患者に説明する。排便時の努責を避けるよう説明する） ・必要時，医師の指示のもと，緩下剤の投与を行う。 ・吐血に備え，ガーグルベースンを設置する。 【吐血時の看護】 ・吐血時には速やかに臥床安静とし，誤嚥を防止するため，側臥位をとる。 ・口腔内の血液は飲み込まないように説明し，必要時は吸引を実施する。 ・モニターを装着し，輸液投与の準備を行う。 ・ショックの症状を認めた場合，酸素投与や気管挿管の準備を行う。 【医師の指示】 ・バイタルサインを確認のうえ，主治医へ連絡する。	・悪心を認めた際には我慢せず，ナースコールで知らせるように説明する。

引用・参考文献

1）日本消化器病学会，日本肝臓学会（編）：肝硬変診療ガイドライン 2020（改訂第 3 版），南江堂，2020.

2）村川裕二（監修）：新・病態生理できった内科学　8　消化器疾患，p.32，医学教育出版社，2009.

3）日本救急医学会（監修）：標準救急医学　第 4 版，p.593，医学書院，2009.

4）前掲 3）：p.447

5）小原勝敏，近森文夫：食道・胃静脈瘤　改訂第 4 版，p.170，日本メディカルセンター，2021.

6）Blatchford O, et al.：A risk score to predict need for treatment for upper-gastrointestinal haemorrhage. Lancet, 356：1318-1321, 2000.

7）Rockal TA, et al.：Risk assessment after acute upper gastrointestinal haemorrhage. Gut, 38(3)：316-321, 1996.

セクション1 第一印象/迅速評価 生命の危機につながる徴候は？

呼吸：やや促迫している
循環：やや顔面蒼白，皮膚湿潤・冷感なし，橈骨動脈は触知良好
意識・外観：意識レベルの変調はなく，眉間にしわを寄せた表情をしている

判断 明らかに生命の危機につながる徴候はなし
対応 一次評価の観察とバイタルサインの測定

セクション2・3 一次評価と主訴からの判断 ①緊急度は？ ②持病の急性増悪？ 突然発症か？

一次評価：潜在的な循環不全の状態である
主訴：吐血(コップ1杯ほど)

判断 ①潜在的に循環不全が起きている可能性あり
②吐血 ⇒ **循環血液量減少性ショックを予測**
} ⇒ **緊急度は高い**

対応 臥床安静を促す。

セクション4-1 病態アセスメント 観察に基づく緊急度・重症度のアセスメント

問診：悪心が持続している。起座に伴うふらつきを自覚している
バイタルサイン：血圧126/88 mmHg(入院時148/70 mmHg)，脈拍数108回/分(整)
皮膚所見：眼球黄染あり，眼瞼結膜やや蒼白，爪床・口腔粘膜やや蒼白，四肢に複数の斑状出血あり
吐血した血液：暗赤色～コーヒー残渣様，吐血量は100～150 mL程度
入院時の採血データ：Plt 8.8万/μL，PT活性49％，PT-INR 1.43，PT 18 sec

判断
①数日前からの黒色便，暗赤色～コーヒー残渣様の血液を吐血，収縮期血圧20 mmHg以上低下，ショック指数1.08 ⇒ 1 L以上の出血をきたしている可能性が高く，循環血液量減少性ショックに移行する危険性が高い
②アルコール性肝硬変の既往 ⇒ **食道静脈瘤から出血の可能性**
血小板減少，凝固能低下があり，自然に止血することは期待できない
③低体温をきたす可能性 ⇒ 血液凝固異常やアシドーシスを惹起する
①②③ ⇒ **緊急度が高い**

セクション5 指示書確認と初期対応(C-Pの実施) 吐血し，ショック状態の患者に対する看護

判断 ショックからの早期離脱，ショックの原因となっている出血源の特定と止血を図っていく必要がある ⇒ 医師に連絡，早期の診療を促す
対応 個室(もしくは処置室)に移動，モニターの装着
酸素投与，気管挿管の準備。大量の輸液，輸血が投与できるよう準備
保温，安楽な体位

セクション6 再評価 初期対応によって症状は改善されたか？

バイタルサイン 呼吸数28回/分，血圧100/72 mmHg，心拍数128回/分(洞性頻脈)
SpO_2 96％(room air)，GCS 13(E3V4M6)，体温35.8℃
問診 悪心が継続している
身体所見 呼吸が促迫し，顔面蒼白，皮膚湿潤，冷感あり，橈骨動脈の触知は弱くなっている，やや傾眠，眼球黄染あり，眼瞼結膜やや蒼白，爪床・口腔粘膜やや蒼白

判断 循環血液量減少性ショックの進行を認める ⇒ **重症度・緊急度とも上昇**

セクション7 主治医報告/応援要請 再評価後，どのように判断し対応するか？

循環血液量減少性ショックの進行を認め，循環不全に陥っていると判断
対応 主治医コール，もしくはRRSを起動

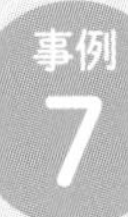

事例7 強い腹痛の訴えと発熱，どう判断する？

ナースコールが鳴り病室に行ったところ，いとうさんがベッド上でお腹を押さえながら……

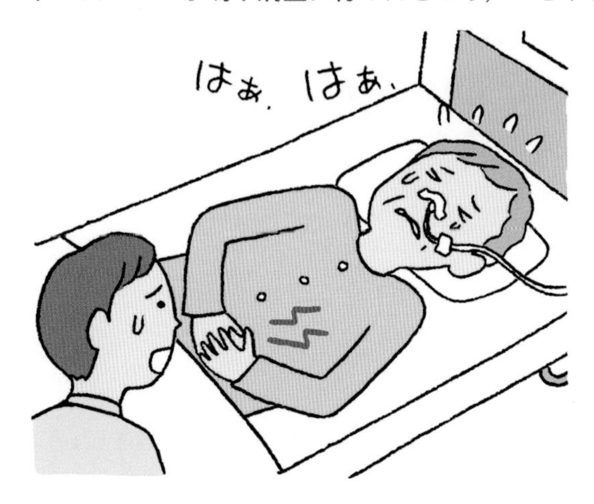

いとうさん：はぁ…はぁ…はぁ……。

看護師：いとうさん，どうされましたか？

いとうさん：お腹がすごく痛い…気持ちも悪い…。

看護師：お腹が痛くなってきたんですね？

2～3秒に1回程度の呼吸をしている。末梢の冷汗，顔面蒼白，チアノーゼもなく橈骨動脈も触れるけれど，苦痛表情をしているし体が熱い。

患者紹介

いとう　はらみさん，85歳　女性

10年前に大腸がんの手術歴あり，たびたび癒着性イレウスを起こしている。前日の夜間に腹痛・嘔吐を認めたため夜間外来を受診し，癒着性イレウスの診断で入院となった。

既往歴 大腸がん（10年前），高血圧症（20年前），糖尿病（20年前），癒着性イレウス（5年前・3年前・1年前）

手術歴 大腸がんに対して開腹手術（結腸切除術）

内服薬 レニベース錠（降圧薬）2.5 mg 1錠1日1回，アマリール錠（糖尿病用薬）0.5 mg 1錠1日1回，ジャヌビア錠（糖尿病用薬）50 mg 1錠1日1回

アレルギー なし

喫煙/飲酒 なし

ADL 歩行：車椅子，排泄：日中はポータブルトイレ，夜間はおむつ，食事動作：自立，着替え：介助，長女夫婦と同居

いとうさんは20年前に高血圧症・糖尿病，10年前に大腸がんを発症し，開腹手術（結腸切除）が施行されている。5年前から癒着性イレウスを起こし3回の入院歴がある。高血圧症と糖尿病に対しては，かかりつけ医にて内服治療（降圧薬，糖尿病用薬）を受けている。これまでの癒着性イレウスも，腹痛と嘔吐を繰り返すことで入院とな

り，経鼻胃管での減圧と絶食で症状改善していた。

今回の入院時は，経鼻胃管挿入後も腹痛や嘔吐の改善は乏しかった。この日は，朝から腹痛が徐々に増強してきて経鼻胃管からの排液も増えていたが，バイタルサインも安定していたため様子をみていた。昼過ぎ頃から37.3℃の微熱があり悪寒も訴えていたため布団を追加して保温を強化していた。この時のバイタルサインは，脈拍数80回/分，血圧120/70 mmHg，SpO_2 99%，意識はしっかりしていた。

なお，いとうさんには以下のような看護問題を設定していた(看護目標および看護計画についてはp.140参照)。

いとうさんの看護問題

RC1：イレウスによる腹痛や嘔吐による苦痛の悪化

では，ここから急変時の思考過程に沿って，いとうさんへの対応を考えていきましょう。

生命の危機につながる徴候はあるか？

まず，いとうさんのぱっと見の重症感を判断してみましょう。

第一印象

呼吸：促迫した呼吸あり
循環：末梢冷汗・顔面蒼白・斑状皮膚なし，橈骨動脈触知可能
意識・外見：意識レベルに問題ないが苦痛表情あり，体熱感あり

呼吸数は2〜3秒に1回の呼吸で促迫しています。いつものいとうさんよりも頻呼吸の状態です。ただ，腹痛が増強しているため，痛みによる影響もあるかもしれません。四肢の冷汗や顔面蒼白，斑状皮膚(mottled skin)はなく，橈骨動脈も触れていることから，末梢循環に明らかな所見はなさそうです。意識レベルも問題はなさそうですが，かなり痛そうな表情であり発熱もしていそうです。

このことから，第一印象/迅速評価では，明らかな生命の危機につながる徴候があるとは言えませんが，呼吸促迫していること，腹痛が増強していること，発熱していそうなことを考慮すると，まずは一次評価とバイタルサインをすぐに評価する必要があると判断します。

対応

一次評価とバイタルサイン測定を行います。

一次評価

A（気道）：発声あり，気道異常音なし，吐物による誤嚥なし

B（呼吸）：やや頻呼吸，呼吸補助筋使用なし，呼吸困難感なし

C（循環）：四肢末梢冷感なし，皮膚は温かい，末梢冷汗なし，顔面蒼白なし，斑状皮膚あり，橈骨動脈触知可能，毛細血管再充満時間 2 秒

D（意識）：GCS 15（E4V5M6）

E（体温/外観）：発熱あり，苦悶表情あり

バイタルサインの測定結果

呼吸数：24 回/分

酸素飽和度（SpO_2）：99％（room air）

脈拍数：95 回/分

血圧：100/60 mmHg　平均血圧 73 mmHg

体温：38.4℃

解説 1　循環障害を示唆する身体所見

斑状皮膚（mottled skin）は微小循環障害を示唆する重要な所見であり，敗血症でコールドショックに移行した時などに出現する（図 25）。

また，コールドショックなどの時に循環障害を簡易に評価できる方法として CRT（capillary refilling time：毛細血管再充満時間）がある。指先の爪を 5 秒間圧迫し，圧迫をやめて 2 秒以上赤みが戻らなければ末梢循環が悪いと評価ができる。非常に簡易に循環状態の評価を行うことができる検査である。

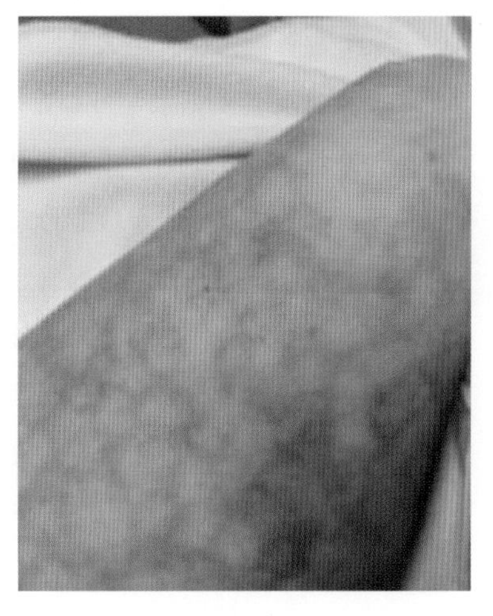

図 25　斑状皮膚（mottled skin）

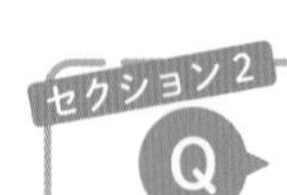

Q 一次評価から緊急度をどのように判断するか？

一次評価：潜在的な循環不全や敗血症状態である
主訴：腹痛の増強，嘔吐，発熱

① 発熱と頻呼吸が認められる

SpO_2 低下や呼吸補助筋の使用はなく呼吸困難感も訴えていませんが，頻呼吸を認めています。発熱があることにより体熱放散作用が働き，体温調節中枢の興奮が呼吸中枢に伝わって頻呼吸がみられている可能性があります。しかし，発熱，呼吸促迫に加えて収縮期血圧も 100 mmHg であり q-SOFA(p.136)で 2 項目該当していることから敗血症の可能性があります。敗血症であれば，組織の低酸素症から代謝性アシドーシスとなり，その代償として頻呼吸がみられることがあるため，循環障害が影響している可能性は否定できません。発熱に伴う頻呼吸であれば，緊急度は高くありませんが，敗血症の可能性を考慮すると，主訴と病態アセスメントからの判断で改めて緊急度・重症度の評価を行う必要があります。

② 血圧低下と脈拍上昇が認められる

敗血症でショックとなる場合，ウォームショックからコールドショックに移行していきます。感染初期は，炎症性サイトカインによって一酸化窒素やプロスタノイドなどの血管拡張物質が大量に産生されることで血管が拡張し後負荷が低下します。このように血管が拡張することで皮膚が温かくなる病態がウォームショックです。その後，炎症性サイトカインが血管内皮細胞を傷害し，傷んだ内皮は血管壁から脱落します。血管内皮細胞が機能しなくなると，末梢の動脈は正常の反応性を失い，収縮へと転じます。心筋細胞も傷害されて，血管内の膠質を含んだ水分も間質へと漏出し，血圧は低下したまま心拍出量は低下して，末梢循環不全はさらに悪化していきます。これがコールドショックの病態です。

現段階では，末梢冷感，斑状皮膚，顔面蒼白，毛細血管再充満時間延長がなく，橈骨動脈触知も可能で血圧低下も軽度のため，コールドショックとはいえませんが，末梢の皮膚は温かく，脈拍数も軽度上昇しておりショック指数 1.0 に近い値であるため，ウォームショックとなっている可能性があり，注意が必要です。

以上のことから，現段階では**ショック症状ではなく，重篤な循環不全状態でもありませんが，敗血症の可能性は否定できず，潜在的に循環不全が起きている可能性**があります。

対応

引き続きバイタルサイン・意識レベルの観察をし，緊急度，重症度の評価を改めて行います。強い腹痛と嘔吐も訴えていますので，腹膜刺激症状の観察も行います。

ひとまず，いとうさんが生命の危機的状況でないことがわかりました。では，次に何を考えて，どのように動くのかを検討していきましょう。

持病の急性増悪/合併症(看護問題)なのか，突然発症なのか？

いとうさんは癒着性イレウスを繰り返しており，今回も腹痛と嘔吐を主訴に癒着性イレウスの診断で入院となりました。これまでの入院では，経鼻胃管による減圧によって腹痛も嘔吐も軽減していましたが，今回は腹痛が軽減されないことから，RC1として腹痛や嘔吐による苦痛の悪化を立案していました。主訴の腹痛が増強していることや発熱を認めていることから，突然発症というより，癒着性イレウスの急性増悪/合併症に伴う急性腹膜炎が推測されます。また，嘔吐によって誤嚥性肺炎を合併していることも推測されます。

対応

急性腹膜炎や誤嚥性肺炎によって敗血症性ショックに移行する可能性があるため，引き続きバイタルサインや意識レベルの観察をはじめ，ショック徴候(末梢冷汗，顔面蒼白，橈骨動脈触知，斑状皮膚の有無や毛細血管再充満時間)の観察，急性腹膜炎の症状として出現する腹膜刺激症状(筋性防御，反跳痛)の有無，経鼻胃管からの排液の性状，呼吸副雑音，悪寒戦慄の確認などを行います。

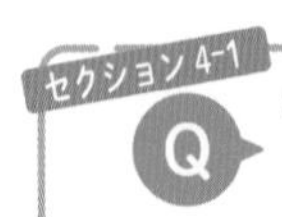

観察した結果，緊急度・重症度をどのようにアセスメントするか？

いとうさんにベッド上で仰臥位になってもらったのち…

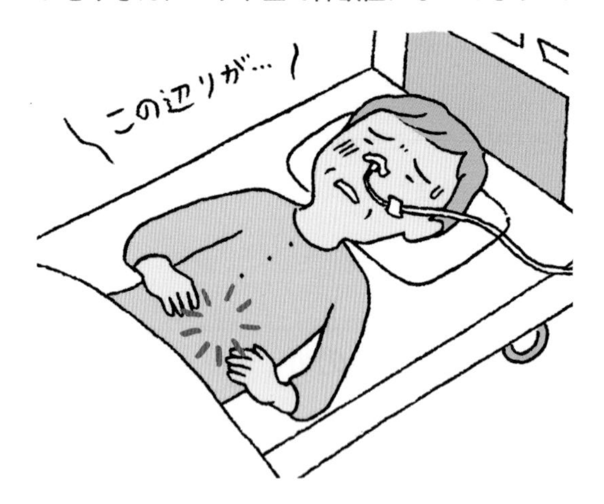

看護師：いとうさん，お腹の痛みが強くなってきたのはいつ頃からですか？

いとうさん：入院した時から痛かったけど，朝起きてから少しずつ痛みが強くなって…

看護師：これまでの痛みと同じような痛みですか？

いとうさん：今回は差し込むような痛みがあります。ここまで痛いのは初めてです。

看護師：痛い場所は変わりませんか？

いとうさん：昨日まではおへその周り全体が痛かったのに，今日は左下が特に痛いです。

看護師：少しでも楽になれる姿勢はありますか？

いとうさん：丸まった姿勢になると少しだけ楽ですが，やっぱり痛いです。

看護師：気持ち悪さも強くなってますか？

いとうさん：管を入れてから少し楽になってたけど，また気持ち悪くなって何度も吐きそうになってます(嘔吐動作に合わせて経鼻胃管から便汁色の排液が出ている)。

看護師：ほかにどのような症状がありますか？

いとうさん：布団をかけてくれたけど，とにかく寒くて震えが止まらなくなってきました。

問診

O(発症様式)：朝起きてから少しずつ痛みが強くなっている

P(増悪・寛解因子)：丸まった姿勢で少し楽になる

Q(痛みの性質)：差し込むような痛み

R(部位)：左下腹部が特に痛い

S(随伴症状)：悪心・嘔吐・悪寒戦慄

S(強さ)：入院時 NRS 3/10　現在 NRS 8/10

T(時間経過)：朝起きてから持続している

身体所見

皮膚所見：四肢末梢冷感なし，皮膚は温かい，冷汗なし，顔面蒼白なし，斑状皮膚なし

毛細血管再充満時間：2 秒
腹膜刺激症状：筋性防御あり，反跳痛あり
経鼻胃管からの排液の性状：便汁様排液 300 mL あり
呼吸音：両肺野で副雑音なし
悪寒戦慄：あり

① 感染症の原因検索

いとうさんは，癒着性イレウスの診断で経鼻胃管を挿入されていました。これまでの入院では胃管を挿入して減圧することで腹痛や嘔吐は改善したのですが，今回は腹痛が改善せず胃管からの排液も多くなり便汁様になっています。癒着性イレウスであれば，胃管での減圧により症状が軽減するはずですが，腹痛も嘔吐も軽減しないこと，嘔吐しても症状が改善しないことから，今回は癒着性イレウスではなく絞扼性腸閉塞の可能性があります。また，本日の朝から痛みが増強しており，**痛みの部位が限局し腹膜刺激症状を呈しています。**腹膜刺激症状とは，「壁側および臓側腹膜に炎症などが波及し，刺激されている時に出る徴候」[1)]で，腹膜の炎症や感染を示唆しています。このことから，**絞扼性腸閉塞によって腸管が破れて急性腹膜炎になっていること**が考えられます。頻呼吸の原因として，嘔吐からの誤嚥性肺炎も考えられますが，両肺野で副雑音がなく酸素化も保たれているため，誤嚥性肺炎による頻呼吸の可能性は低そうです。

② 敗血症の想起

発熱と悪寒戦慄を認めています。悪寒戦慄は菌血症の可能性を高めるといわれているため，すでに発熱していることも合わせると何らかの感染を引き起こしていると考えます。感染を疑う症例で q-SOFA 2 点（呼吸数 24 回/分，収縮期血圧 100 mmHg）であることから敗血症に移行している可能性もあります。

③ ウォームショックとコールドショック

頻呼吸，軽度の血圧低下と頻脈を認めています。急性腹膜炎からの敗血症によって代謝性アシドーシスが起き，その代償機構として中枢化学受容野を介して頻呼吸を呈している可能性が高いです。皮膚はまだ温かく，末梢冷感や斑状皮膚は認めていないことから，コールドショックにまでは移行していないものの，**敗血症によって血管拡張が起こり後負荷が低下するウォームショックを呈していることで，軽度の血圧低下と頻脈を認めている可能性が高いです。**今後，ウォームショックからコールドショックに移行するリスクがあるため注意が必要です。

以上より，**今回の病態は癒着性イレウスではなく絞扼性腸閉塞であり，絞扼した腸管が壊死したことで穿孔し急性腹膜炎になっていると考えます。**また，腸管内容物が腹腔内に漏れたことによって腹腔内感染を起こして敗血症に至っている可能性が高い状態です。現段階では明らかな循環不全とはいえませんが，下部消化管での穿孔は重症化しやすく，すでに**敗血症にまで至っている可能性が高いことを考えると緊急度は高い状態です。**

いとうさんは急性腹膜炎から敗血症を発症している可能性があります。では，この後，どのように対応していくのかを考えていきましょう。

絞扼性腸閉塞

絞扼性腸閉塞は，腸管の閉塞とともに，腸管に栄養を送っている血管も圧迫され腸管壁の血行障害を起こし腸管が壊死に陥る。絞扼性腸閉塞により腸管壊死をきたした場合には，死亡率や合併症発生率が非常に高く緊急手術が必要な場合が多いため，腸管の血流障害を伴わず胃管での減圧だけで症状が改善することが多い癒着性イレウスと比較すると，非常に緊急性の高い病態である。癒着性イレウスと診断された後に絞扼性腸閉塞に至る，もしくは，入院時から絞扼性腸閉塞を見落としていた，という事例もあるため注意が必要である。今回のように，嘔吐後や胃管挿入後も腹痛が軽減していない場合は，絞扼性腸閉塞を疑う必要がある。

敗血症と q-SOFA

敗血症は感染によって臓器障害が起こっている状態であり，敗血症性ショックにまで至ると死亡率が非常に高くなる緊急性の高い病態である。後述するが，敗血症の場合は，早期の診断と治療が必要となる。敗血症のスクリーニングとして q-SOFA スコア(表 33)がある。q-SOFA スコアは，2016 年の敗血症ガイドラインで提唱された指標である。感染症または感染症が疑われる場合で 2 項目以上該当すれば敗血症の可能性を積極的に疑うもので，一般病棟や外来で簡易に評価できる。2020 年の敗血症ガイドラインで，q-SOFA 単独でのスクリーニングは推奨されなくなっているが，明らかに感染を疑う症例において，スクリーニングの一環として活用してもよいのではないかと筆者は考えている。

表 33 q-SOFA スコア

呼吸数	22 回/分以上
収縮期血圧	100 mmHg 以下
意識	意識の変容

感染症または感染症疑いであり 2 項目以上該当すれば敗血症を積極的に疑う

急性腹膜炎，敗血症発症時，どのような看護を実施するか？

観察の結果，急性腹膜炎から敗血症を発症している可能性が高いと判断しました。まずは強い腹痛と発熱を訴えているため，指示書に従い，解熱鎮痛薬を使用するべきかどうかを考えます。ここでは，解熱鎮痛薬はすぐに使用せずに医師の判断を待ちます。発熱していますので，指示書に従い血液培養を採取します。悪寒戦慄を認めていますので，掛け布団を追加して保温に努めます。胃管が挿入されていますが，嘔吐が持続しているので，誤嚥防止のために側臥位の姿勢をとります。今後，急変するリスクがあるため，観察の強化とモニター監視を開始します。酸素や救急カートの準備もしておきます。

解熱鎮痛薬の使用

強い腹痛や発熱によって患者は苦痛を感じ，呼吸が速くなり酸素消費量が増えてしまうため，早期に解熱鎮痛薬を使用したくなる人も多いのではないだろうか。一方で，鎮痛に対しては，薬を使用することで診断に影響を及ぼすと考え，鎮痛薬を躊躇する人もいるかもしれない。腹痛への鎮痛という観点では，『急性腹症診療ガイドライン 2015』で，「原因にかかわらず診断前の早期の鎮痛薬を推奨する」[2]と述べられているため，積極的に使用するべきかもしれない。しかし，本症例においては，発熱もあり敗血症を合併している可能性が高い状態である。敗血症性ショックは，侵襲によって血管が拡張することで血圧が低下する病態である。解熱鎮痛薬は，熱を放散するために血管を拡張させる作用があるため，解熱鎮痛薬の使用によって血圧が急激に低下することがある。すでに脈拍数の上昇と血圧低下を認めていることを考慮すると，安易に解熱鎮痛薬を使用するのはリスクが高いため，医師の判断を待つべきである。

敗血症への対応

敗血症は時間との勝負。敗血症性ショックに対して，有効な抗菌薬を可及的早期に開始することが推奨されている[3]ため，敗血症を疑った場合は，早期の血液培養採取と抗菌薬投与が必要となる。また，感染源の除去が遅くなるほど救命率が下がるとの報告もある[2]ため，感染源除去(本症例であれば急性腹膜炎と絞扼性腸閉塞に対しての手術)も急がなくてはならない。

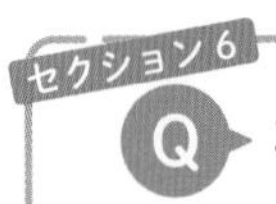

初期対応によって症状は改善されたか？

10分後にバイタルサインを測定し，いとうさんの所見を観察しました。

再評価

生理学的徴候

呼吸促迫あり

四肢末梢冷感あり，冷汗あり，顔面蒼白あり，橈骨動脈触知微弱，斑状皮膚あり，毛細血管再充満時間(CRT)4秒

意識レベル GCS 13(E3V4M6)

バイタルサイン

呼吸数：30回/分

酸素飽和度(SpO_2)：97%(room air)

血圧：80/40 mmHg　平均血圧 56 mmHg

脈拍数：110回/分

体温：39.2℃

問診

腹痛・悪心持続，悪寒の訴えなくなる

身体所見

腹膜刺激症状：筋性防御あり，反跳痛あり

経鼻胃管からの排液の性状：便汁様排液500 mLあり

呼吸音：両肺野で副雑音なし

悪寒戦慄：なし

観察の強化とモニター監視を行ったところ，呼吸数・脈拍数の上昇，血圧低下，意識レベルの低下，体温の上昇を認めています。平均血圧56 mmHgでショック指数も1.3程度まで上昇しています。また，**末梢冷感，斑状皮膚，CRT延長を認めていることから，敗血症によってコールドショックに移行している可能性が高い状態です。**腹膜刺激症状も持続しており排液量も急激に上昇していることから，**緊急度は非常に高い状態**といえます。

Q 再評価後，どのように判断し対応するか？

一次評価と病態アセスメントの時点で主治医に連絡をしましたが，夜間で連絡がつかない状況でした。再評価で，急性腹膜炎による敗血症性ショックに移行している可能性が高いため主治医を待っている状況ではありません。RRSを起動させます。

看護師：消化器病棟の看護師，大麻です。
S：癒着性イレウスで入院中のいとう はらみさんがショック状態です。
B：これまでも癒着性イレウスによる腹痛で入院し，経鼻胃管での減圧と絶食で症状が改善していました。入院時に経鼻胃管挿入され，今日で入院２日目でしたが，朝から腹膜刺激症状を伴う強い腹痛があり，悪寒戦慄後の発熱，血圧低下も認められており，q-SOFAスコア３点です。
A：急性腹膜炎による敗血症性ショックが疑われます。
R：すぐに診察をお願いします。

Q この後，どのような治療が開始されるか？

前述したように，敗血症に対して必要な治療は早期の感染源の除去です。そのため，今回の場合は，発熱した時点での血液培養採取，動脈血液ガスによる酸塩基平衡や乳酸値の評価，医師の指示による早期抗菌薬投与，感染源除去のための緊急手術が行われます。その過程で，循環動態を維持できず心停止にまで至るリスクもあるため，必要に応じて気管挿管による人工呼吸器管理，大量輸液，循環作動薬の開始も考慮します。

以上の流れをフローチャートに示しましょう(p.141)。

RC1：イレウスによる腹痛や嘔吐による苦痛の悪化

期待される結果（看護目標）

①○月○日までに腹痛の悪化を軽減でき，できるだけ早期に離床を図ることができる

②退院までの期間，嘔吐による合併症を起こさない

看護計画

〈O-P〉	〈C-P〉	〈E-P〉
・バイタルサイン 呼吸数，SpO_2，脈拍数，血圧，体温 ・意識レベル ・吐物による誤嚥の有無 ・呼吸補助筋使用の有無 ・呼吸困難感 ・呼吸音（副雑音の有無） ・末梢冷汗，顔面蒼白，斑状皮膚 ・毛細血管再充満時間 ・悪寒戦慄 ・腹痛の程度（NRS で評価） ・痛みの部位，性状，持続時間，寛解・増悪因子 ・腹壁の硬さ ・腹膜刺激症状（反跳痛・筋性防御） ・腸蠕動音 ・排便 ・悪心 ・胃管からの排液量，性状 ・水分出納量，脱水所見の有無	・腹痛の軽減 医師の指示に応じて鎮痛薬を投与する 安楽な体位にする 患者の希望に応じて腹部温罨法やタッチングを行う ・胃管の適切な管理 チューブの固定の確認を行う チューブの屈曲予防を行う チューブの接続確認を行う 排液の量と性状を確認する ・誤嚥の予防 胃管チューブの適切な管理を行う 嘔吐時は右側臥位をとる ・脱水の予防 水分出納量や脱水所見を観察し，必要時医師に報告する	・腹痛や悪心が悪化した場合はすぐに看護師に知らせるように指導する。 ・胃管は苦痛を伴うが，イレウスを改善するためには必要な処置であることを説明する。 ・胃管の事故抜去予防のために，体位変換時や起き上がり動作時に注意が必要であることを説明する。 ・腸を休めることが必要な時期であるため飲食はできないことを説明する。 ・吐物による誤嚥は非常に危険であるため，吐物が口や鼻から出てくる場合は誤嚥に注意しながら，すぐに看護師に知らせるように説明する。

引用文献

1）急性腹症診療ガイドライン出版委員会（編）：急性腹症診療ガイドライン 2015，p.70，医学書院，2015.

2）前掲書：1），p.164

3）日本集中治療医学会・日本救急医学会合同日本版敗血症診療ガイドライン 2020 作成特別委員会（編）：日本版敗血症診療ガイドライン 2020，p.S84，日本集中治療医学会・日本救急医学会，2021.

セクション1 第一印象/迅速評価 生命の危機につながる徴候は？

呼吸：促迫した呼吸あり
循環：末梢冷感なし，冷汗なし，顔面蒼白なし，斑状皮膚なし。橈骨動脈触知可能
意識・外見：意識レベルに問題ないが苦痛表情あり。体熱感あり

判断 明らかに生命の危機につながる徴候はなし

対応 一次評価の観察とバイタルサインの測定

セクション2・3 一次評価と主訴からの判断 ①緊急度は？ ②持病の急性増悪？ 突然発症か？

一次評価：潜在的な循環不全・敗血症状態
主訴：腹痛の増強，嘔吐，発熱

判断 ①循環不全や敗血症が潜在⇒緊急性を高くする必要あり
②腹痛の増強⇒持病の急性増悪もしくは合併症の可能性があると推測
⇒ 緊急度の判断は次のセクションへ

対応 引き続きバイタルサイン・意識レベルの観察
ショック徴候/腹膜刺激症状/悪寒戦慄の観察
呼吸副雑音の聴取

セクション4-1 病態アセスメント 観察に基づく緊急度・重症度のアセスメント

腹部：強い腹痛あり，左下腹部に圧痛あり，筋性防御あり，反跳痛あり
呼吸音：両肺野とも副雑音なし
（斑状皮膚なし，悪寒戦慄あり，q-SOFA：2点）

判断 腹痛の増強，圧痛，筋性防御，反跳痛あり
⇒ 消化管穿孔による急性腹膜炎の可能性あり
⇒ **緊急度は高い**
悪寒あり，q-SOFA 2点 ⇒ 急性腹膜炎による敗血症の可能性あり
肺副雑音なし ⇒ 来院時の嘔吐による誤嚥性肺炎の可能性は低い
斑状皮膚，毛細血管再充満時間延長なし ⇒ コールドショックによる臓器灌流障害にまでは至っていない

セクション5 指示書確認と初期対応（C-Pの実施） 急性腹膜炎，敗血症発症時の看護

判断 解熱鎮痛薬使用の指示書があるも，潜在的に循環不全の可能性あり医師の判断を待つ必要あり

対応 腹痛に対しては鎮痛薬をすぐに使用できない理由を説明し，安楽な体位調整やタッチングを行う。悪寒に対しては布団を追加して保温に努める

セクション6 再評価 初期対応によって症状は改善されたか？

バイタルサイン 呼吸数30回/分，SpO_2 97%，脈拍110回/分，血圧80/40 mmHg，体温39.2℃，GCS 13（E3V4M6）
問診 強い腹痛と悪心が持続している
随伴症状 嘔吐動作あり胃管から便汁様排液あり
身体所見 左下腹部の圧痛，筋性防御，反跳痛持続，悪寒消失

判断 腹痛，圧痛，筋性防御，反跳痛持続 ⇒ 消化管穿孔による急性腹膜炎の可能性あり
意識レベル低下，q-SOFA 3点 ⇒ 急性腹膜炎による敗血症の可能性が高くなる
平均血圧56 mmHg ⇒ 敗血症によって臓器灌流が減少し顕在的に敗血症からのコールドショックによって循環不全に陥っている可能性あり
⇒ **重症度・緊急度とも上昇**

セクション7 主治医報告/応援要請 再評価後，どのように判断し対応するか？

急性腹膜炎からの敗血症によるコールドショックによって循環不全に陥っていると判断

対応 RRS起動

事例8 胃部不快感の訴え…どう判断する？

2日前に尿管結石で入院したこばやしさんからナースコールがあり，訪室すると…。

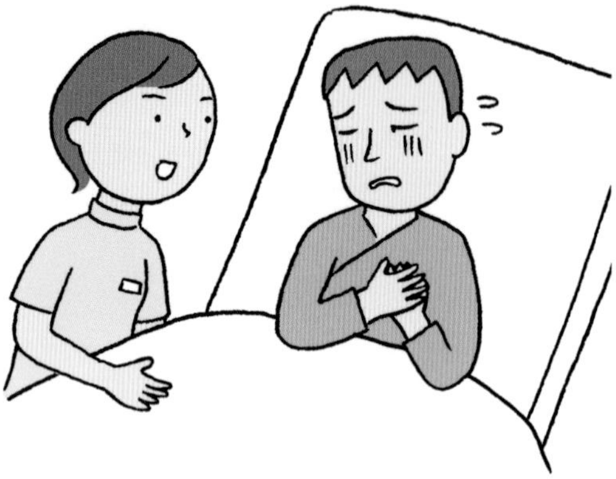

看護師：こばやしさん，どうされましたか？

こばやしさん：胃薬か吐き気止めか，何か薬をもらえませんか？
（ベッド上に座位の状態で前胸部中心をさすりながら訴える）

看護師：胃が痛いですか？　吐き気がしますか？
（この2日間と比べて表情がすぐれない様子だな…）

こばやしさん：うん。胃が痛いわけではなくて…なんかムカムカして吐き気がします。なんて表現したらいいか，わからないけど，胸焼けというか…

看護師：（胃の症状を訴えているけど，さすっているのはもっと上の胸骨あたりか…）
吐き気がして，胃のあたりに不快感があるんですね。
（スムーズに自覚症状を話すことができて，呼吸が速いこともないし平静で，顔色が悪いこともなく，汗をかいている様子もないけどつらそうだな…）

患者紹介

こばやし しんぞうさん，56歳　男性

2日前，突然の右側腹部から腰部にかけての激痛を訴え，家族とともに自家用車で救急外来を受診。検査の結果，右尿管結石と診断され，疼痛コントロール目的で入院となった。

既往歴 脂質異常症(5年前)，高尿酸血症(5年前)

内服薬 クレストール錠(脂質異常症治療薬)2.5 mg 1錠1日1回，ユリノーム錠(尿酸排泄促進薬)50 mg 1錠1日1回

喫煙 現在禁煙(喫煙歴：20～45歳 40本/日)

飲酒 毎日。缶ビール350 mL×2本，焼酎ロック1合(180 mL)

こばやしさんは会社の健康診断で，脂質異常症，高尿酸血症を指摘され，内服治療を行っていた。内服薬の影響で尿路結石を形成する可能性があるため水分摂取を積極的に行うよう，かかりつけ医から指導されていたが，ここ数日仕事が忙しく日中はほ

とんど水分を摂取できない状況が続いていた。2日前の20時頃，突然，右側腹部から右腰部にかけての激痛と褐色尿を認め，家族とともに救急外来を受診。来院時は痛みで歩行できず，頻呼吸，皮膚湿潤，顔面蒼白，悪心・嘔吐を認めた。検査の結果，右尿管結石と診断され，外来では鎮痛を図るためボルタレン坐薬50 mgの挿肛，ソセゴン15 mgの筋肉注射でなんとか軽減できた。しかし，激痛の再燃に対する本人・家族の不安が強く，疼痛コントロール目的で入院加療となった。入院2日目，疼痛コントロールもでき，退院に向けて生活指導が実施されている状況であった。

こばやしさんには以下のような看護問題を設定していた(看護目標および看護計画はp.148を参照)。

こばやしさんの看護問題

＃1：急性疼痛
RC1：尿管結石による合併症のリスク状態

では，ここから急変時の思考過程に沿って，こばやしさんへの対応を考えていきましょう。

Q 生命の危機につながる徴候はあるか？

まず，こばやしさんのぱっと見の重症感を判断してみましょう。

第一印象

呼吸：発声あり，呼吸平静
循環：顔面蒼白や冷汗・皮膚湿潤なし
意識・外観：意識レベル清明だが，苦悶表情あり

呼吸・循環・意識に異常はみられず，第一印象/迅速評価では明らかな異常はありません。しかし，この2日間と比べて表情はすぐれず，つらそうな様子から，患者に何かしらの病態変化が生じている可能性が否定できないため，一次評価とバイタルサイン測定を行います。

対応

一次評価とバイタルサイン測定を行います。

一次評価

A(気道)：発声あり，陥没呼吸なし，気道狭窄音(stridor)なし
B(呼吸)：呼吸平静，頸静脈怒張なし
C(循環)：顔面蒼白なし，チアノーゼなし，四肢末梢冷感なし，皮膚湿潤なし
D(意識)：JCS 0，GCS 15(E4V5M6)
E(体温・外観)：体熱感なし，悪寒戦慄なし，見える範囲や前胸部に外傷や皮疹などなし，苦悶表情あり

バイタルサイン測定

血圧：140/70 mmHg
脈拍数：60 回/分(整)
呼吸数：18 回/分
体温：36.2℃
SpO_2：98％(room air)

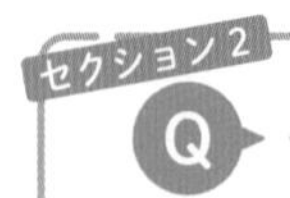

一次評価から緊急度をどのように判断するか？

一次評価：呼吸・循環・意識に異常は認めず，蘇生処置を必要とする状態ではない
主訴：胃部不快感

バイタルサインは安定しており，直ちに蘇生処置を必要とする切迫した状況にはありませんが，胃部不快感は「急性増悪」「合併症の出現」「新規の症状の出現」である可能性が否定できません。病態変化の原因によっては潜在的にバイタルサインに異常をきたす可能性があることを念頭に置いて対応していきます。

一次評価の段階で緊急度を判断するのは困難であるため，疾患予測を行い(仮説を立てて)その可能性を上げる，もしくは可能性を下げます。情報を収集するため問診，身体所見観察を行い，緊急度・重症度の高い疾患である可能性がないか検討します。

対応

患者の訴えの原因を検討するため，問診と身体所見の観察を行います。

持病の急性増悪/合併症(看護問題)なのか，突然発症なのか？

現在患者が訴える症状は「胃部不快感」「悪心」です。消化器症状は，「急性増悪」として尿管結石による疝痛発作の可能性が考えられます。また，「合併症の出現」として腎盂腎炎による症状の可能性があり，疼痛コントロールのため使用しているNSAIDs(非ステロイド性抗炎症薬)は消化管出血の危険因子でもあり，使用薬剤の副作用による症状の可能性もあります。一方，「新規の症状の出現」であれば「胃部不快感」「悪心」を引き起こす疾患は多数あるため，臨床推論を行い緊急度・重症度の高い疾患から検討していく必要があります。

このセクションでは，「急変対応フローチャート」(p.50，図18)の，左側のフロー「セクション4-1　病態アセスメント」，もしくは，右側のフロー「セクション4-2　臨床推論」に分かれて，問診，身体所見をとる必要があります。しかし，今回の主訴では，見極めることが難しいため，上記のように両方を念頭に置いて進めていきます。

対応

問診と身体所見の観察を行い，急性増悪なのか合併症の出現なのか，新規の症状の出現なのかを判断します。

観察した結果，緊急度・重症度をどのようにアセスメントするのか？

問診の結果

S(症状/主訴)：胃部不快感

A(アレルギー歴)：花粉症，薬剤・食物アレルギーなし

M(内服薬)：クレストール錠(脂質異常症治療薬)2.5 mg 1錠1日1回
ユリノーム錠(尿酸排泄促進薬)50 mg 1錠1日1回
ロキソプロフェン錠(鎮痛薬)60 mg 1錠1日3回
サイトテック錠(抗NSAIDs潰瘍薬)200 μg 1錠1日3回

P(既往歴)：脂質異常症，高尿酸血症

L(最終食事)：今朝 7：00　全量摂取
（最終排尿：2 時間前　淡黄色尿　尿量 1,800～2,000 mL/日）
（最終排便：本日朝　普通茶色便中等量）

E(現病歴)：ベッド上座位の状態で読書をしていると 30 分ほど前から胃部不快感が出現してきた。座位で長時間胃部を圧迫したせいかと思いベッドに横になったが，症状軽快せず，吐き気も出てきたためナースコールした。

R(危険因子)：喫煙歴あり(20～45 歳 20 本/日)
飲酒習慣あり(毎日：缶ビール 350 mL×2 本，焼酎ロック 1 合)
脂質異常症

O(発症様式)：30 分ほど前から急性発症

P(寛解・増悪)：体動・振動による増悪・軽快なし

Q(痛みの性質)：胸焼け，胃部不快感，症状は持続的，胸痛なし，胸部絞扼感なし

Q(痛みの程度)：5/10

R(部位)：胸骨のあたり，症状の部位を明確に指し示すことができない

R(放散)：なし

S(随伴症状)：悪心あり，片側の腰部～下腹部痛なし，肉眼的血尿なし，冷汗・皮膚湿潤なし，残尿感なし，頻尿なし，悪寒戦慄なし，嘔吐・吐血なし，赤色便・黒色便なし，眩暈なし，立位・座位での失神様症状なし

T(時間経過)：30 分間持続している，初めての症状

T(治療)：なし

身体所見

顔面　眼瞼結膜辺縁の蒼白なし

頸部　呼吸補助筋の使用なし，頸静脈怒張なし，気管偏位なし

胸部　胸郭運動左右差なし，呼吸音左右差なし，副雑音なし，心音異常なし，皮下気腫なし，胸部圧痛なし

腹部　腹部圧痛なし，筋性防御なし

腰背部　肋骨脊柱角(CVA)叩打痛なし

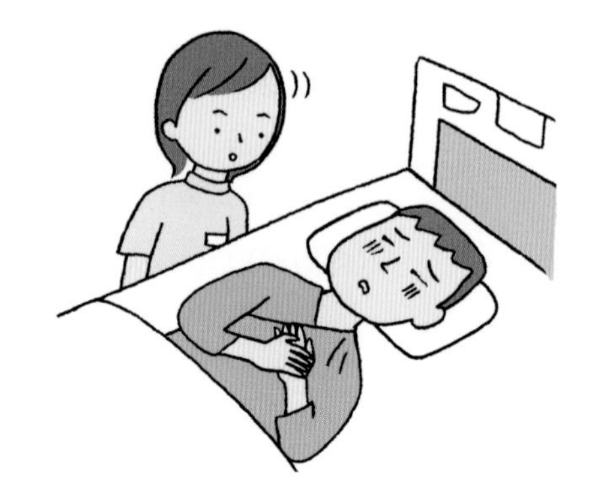

入院時疾患の急性増悪，合併症の観察と病態アセスメント

① 尿管結石の急性増悪の可能性(p.148，#1 看護目標，看護計画参照)

こばやしさんは胃部不快感と悪心を訴えています。これはこばやしさんが救急外来を受診した際にも認めた症状であり，尿管結石による症状の可能性があります。しかし，来院時には「悪心・嘔吐」+「右側腹部～腰部の激痛」「皮膚湿潤」といった症状も伴っており疝痛であったと考えられますが，現在こばやしさんに出現している症状は**「悪心」+「前胸部～心窩部あたりの不快感」**であるため，症状を訴える部位から考えると尿管結石による内臓痛とは考えにくい状況です。

尿路結石で疝痛，悪心・嘔吐が発生する理由

尿路結石は，「尿成分の一部が析出・結晶化し，それらが集合・沈着・増大して尿路内に形成された石様の構造物」[3)]をいう。無症状で経過することもあるが，結石は尿管の生理的狭窄部位(腎盂尿管移行部，総腸骨動脈交叉部，尿管膀胱移行部)に嵌頓(はまり込んで動かなくなる)しやすく，嵌頓すると患者は腰背部～側腹部～下腹部にかけての激烈な疼痛(強度の内臓痛＝疝痛)を訴える。疝痛が発症する機序は，尿管内に結石が詰まり尿の通過障害を起こすことで，これより上流の腎盂・腎杯，尿管に尿がうっ滞し，「腎盂内圧が上昇し腎臓が腫大(腎被膜が伸展)すること，尿管に分布する平滑筋が攣縮して尿管蠕動運動が亢進すること，結石が尿管粘膜を損傷すること」[4)]で起こる。そして，このような「内臓痛は自律神経を介して中枢神経に伝達されるため，内臓痛には自律神経系との相互作用が起こりやすく，自律神経症状(冷汗，悪心・嘔吐)を伴うことが多く」[5)]なる。

② 合併症の出現の可能性(腎盂腎炎，消化管出血)(p.148，#2 看護目標，看護計画参照)

尿路結石では尿のうっ滞などが原因で細菌感染を生じ，結石性腎盂腎炎を合併することがあります。腎盂腎炎を発症した場合，より重症化して敗血症や血液分布異常性ショックに陥る危険性があります。発熱を認めるはずですが，鎮痛薬としてNSAIDsが投与されているため，必ずしも高体温を認めるとは限りません。このため，バイタルサインは特にq-SOFAの項目(p.136参照)には注意が必要です。また，腎盂腎炎の随伴症状としても悪心・嘔吐があります。バイタルサインの変動はもちろんですが，食欲や活気なども注意深く観察が必要です。こばやしさんは悪心が出現し，ここ2日間と比べて活気はなく，つらそうな表情を示しているため，現段階で腎盂腎炎の可能性は完全に否定はできませんが，バイタルサインは安定し，入院後は尿量も確保できているため，積極的に腎盂腎炎を疑う状況ではないと考えます。

尿路結石の治療はまず鎮痛が行われます。こばやしさんに投与されたボルタレンやロキソプロフェンといったNSAIDsは，疼痛の原因物質であるプロスタグランジンの合成阻害作用を持ち，鎮痛薬として第一選択薬となります。しかし，プロスタグラ

ンジンは消化管粘膜の保護・維持に必要な物質であるため，NSAIDs の使用は胃から大腸まで広範囲に消化管粘膜傷害を引き起こす危険があります。こばやしさんが訴える「悪心」「胃部不快感」は，上部消化管出血による症状の可能性も考えられますが，バイタルサインや身体所見からは出血を示唆する貧血症状や血便・下血はなく，循環動態不安定を疑う所見もないため可能性は低いと考えます。

＃1：急性疼痛

看護目標：適切な量の鎮痛薬使用で疼痛コントロールできる。

＃2：尿管結石による合併症のリスク状態

看護目標：合併症(腎盂腎炎，消化管出血)が出現することなく退院できる。

看護計画

＊ここでは，＃1と＃2の看護問題に対応できるように，まとめて計画を上げています。

〈O-P〉	〈C-P〉	〈E-P〉
・バイタルサイン (血圧，脈拍数，呼吸数，SpO_2，体温，意識レベル) ・疼痛の程度(NRS) ・疼痛部位 ・悪寒戦慄の有無 ・悪心・嘔吐の有無 ・肋骨脊柱角叩打痛 ・尿量(排尿回数) ・尿の性状 (尿の色調変化) (結石排出の有無) ・水分摂取量 ・食事摂取量 ・排便状況 (下血・血便の有無) ・眼瞼結膜辺縁の蒼白 ・鎮痛薬使用回数 ・血液検査 ・尿検査 ・エコー所見 ・腹部〜骨盤 CT 所見	・薬物療法 適切な用量の鎮痛薬を適切な時間に投与し，疼痛コントロールを図る。 処方薬で疼痛コントロールができない場合は，医師の指示を仰ぐ。 [合併症出現時] ・血液培養，尿培養を採取する。 ・膀胱留置カテーテルを挿入し，正確な時間尿量を把握する。 ・医師の指示に基づいた抗菌薬を投与する。 ・ドレナージ法(尿管ステント留置，経皮的腎瘻造設術)の適応となった場合，迅速に治療介入できるよう関連部署と連携して準備を進める。 ・消化管出血が疑われる場合は，内視鏡的止血術や輸血投与ができる準備を進める。 ・循環動態不安定となった場合は医師の指示に基づき，適切な循環血液量を確保できる輸液投与と昇圧薬投与を行い，循環動態の安定化を図る。 ・ショック状態や急性腎障害発症時は CCU や ICU への移動を速やかに行い，適切な治療環境を整える。	・NSAIDs の副作用として消化管粘膜障害が発生するため，処方以上の内服は行わないこと，必ず胃酸分泌抑制薬も一緒に内服することを指導する。 ・積極的な水分摂取を指導する(2,000 mL/日以上)。 ・メタボリックシンドロームの予防と結石排出のため，適度な運動を行うよう指導する。 ・本人・家族(妻)へ食生活では高プリン体食品(肉類，魚介類，ビールなど)，塩分，シュウ酸を多く含む食品(ほうれん草，玉露など)の摂取を制限するよう指導する。

二次評価と仮説演繹法による疾患予測

左側のフローとして病態アセスメントを行い，「急性増悪」「合併症の出現」の可能性を考えましたが，どちらもこばやしさんの状態と合致しない状況であれば，躊躇せず「新規の症状の出現」の可能性を考え，右側のフロー「臨床推論　緊急度・重症度評価」で考えなければなりません。

「胃部不快感」「悪心」を訴える病態は多数ありますが，1章で述べられているように(p.4)，血管や臓器が詰まる，破れる，捻れる，裂けるといった突発的に発症し，悪化するスピードが速い緊急度・重症度の高い病態を見逃さないよう臨床推論します。

ここまでこばやしさんの主訴を「胃部不快感」ととらえて考えてきましたが，「胃部不快感」を別のとらえ方をしてみると「胸部不快感」「胸部違和感」「胸焼け」といった言葉に変換することができます。このような症状を伴い，かつ「悪心」が生じる病態として代表的なものに急性冠症候群(ACS：acute coronary syndrome)があります。ACSには，ST上昇型心筋梗塞，非ST上昇型心筋梗塞，不安定狭心症の3種類があり，いずれも冠動脈プラークの破綻と血栓形成による冠動脈の高度狭窄・閉塞が急性心筋虚血を呈し[6]，まさに緊急度・重症度の高い“血管が詰まる病態”です。

ACSの代表的な症状としては「胸痛」や「胸部絞扼感」がありますが，患者の訴えは胸部不快感や前胸部の重苦しさ，圧迫感，息が詰まる感じ，焼け付くような感じなどさまざまです。なかには胸部症状は全く訴えず，関連痛(放散痛)である上肢や肩，顎，歯といった胸部と隣接する部位の症状を訴える場合や，悪心・嘔吐，呼吸困難感，動悸，倦怠感のみを訴える[6]患者もいます。このような症状を訴える場合，明確な鑑別疾患がない状況であれば盲目的にACSを除外することは危険[6]です。

仮説としてACSをあげたのであれば，その特徴となるキーワードを考えます。危険因子として高血圧症，脂質異常症，糖尿病，喫煙，冠動脈疾患の家族歴があり，急性発症である，20分以上持続する胸部症状，症状は間欠的ではなく持続的，圧迫や体動による症状の増悪・軽快なし，悪心・嘔吐を伴うなどがあります。また，胸部症状を訴える患者の無意識的な手の動きも手がかりとなり，握りこぶしを胸骨に当てる(Levine徴候)，手を広げて胸骨に当てる(Palm徴候)，左腕をつかむ(Arm徴候)を認めた場合には冠動脈疾患の発生確率を上昇させ，指で胸部のどこかを指し示すことができる場合(Pointing徴候)には発生確率を低下させ[7]ます。

これまでに得た患者情報の中から上記に該当するキーワードを探します。**こばやしさんの既往歴には危険因子である脂質異常症があり**，**症状出現から30分以上現在も持続している**，**ベッド上座位の状態(安静時)で胸部不快感が出現**し，座位から臥床しても症状の変化はなく，**悪心を伴い，看護師の観察では胸骨あたりをさすっている状態でした。**以上のことから，今回こばやしさんに出現している症状は，新規に発症した**ACSによる症状の可能性が高いと考えます。**現在のところバイタルサインに異常は認めず切迫した状況ではないと判断しましたが，**ACSであれば，致死的不整脈の出現や心原性ショックなどから心肺停止に陥る危険性があり，緊急度は非常に高い**ため医師に報告します。

心筋梗塞の症状に関して

心筋梗塞患者の約25%は胸痛がない，または非典型的な症状のため，原因が心筋梗塞によるものと認識されない可能性がある。その原因は，心筋の虚血によって生じた疼痛は，心臓交感神経線維などを介して脊髄へ入り，脊髄視床路を経由して視床から大脳皮質へ到達して疼痛を認識[9]することにある。しかし，脊髄には皮膚や筋肉からの体性感覚を伝達する神経線維も合流しているため，脳は心臓からの疼痛を他の部位からの疼痛と誤認識し，関連痛(放散痛)を訴える。関連痛は原因となる内臓周囲の皮膚表面に現れ，放散痛は原因となる臓器から離れた部位に生じるものを言う。心筋梗塞では上半身を中心とした部位の疼痛を訴える。患者が疼痛を訴える場合は，関連痛や放散痛である可能性も考慮して臨床推論する。

心筋梗塞による胸痛の感覚情報は迷走神経を介しても中枢へ伝えられる。求心性迷走神経線維は心臓の下壁に多く分布しているため，血管迷走神経反射(Bezold-Jarisch反射)によって心臓副交感神経(=迷走神経)が刺激され，下壁梗塞の患者の多くに悪心(消化器症状)，徐脈，低血圧といった症状を認める[6),8-9)]。このため，急性発症の悪心・嘔吐でその他の消化器症状が乏しく，明らかに消化器疾患と断定できない場合には，12誘導心電図検査を実施する。

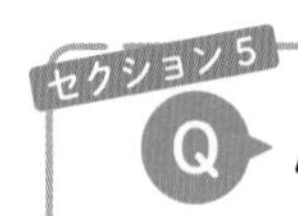

ACS発症時，どのような看護を実施するか？

今回こばやしさんに生じた病態変化は予測の範疇を越えており，医師の指示書にも看護計画にもない対応が求められます。このため，直ちに医師に報告する必要がありますが，それと同時に実施すべき救急処置があります。O(酸素投与)，M(モニタリング)，I(静脈路確保)です。

O：「急性冠症候群ガイドライン2018年版」には「低酸素血症(酸素飽和度90%未満)または心不全徴候の患者に対しては酸素投与を行うが，酸素飽和度90%以上の患者に対するルーチンの酸素投与は推奨されない」[10)]と記載されています。ただし，現在は酸素化に問題はなくても，経過中に悪化することも考えられるため，必要時すぐに投与できる準備は必要です。

M：致死的不整脈や心原性ショックに陥る危険性があるため，バイタルサインだけでなく持続的に心電図波形を観察できるようベッドサイドモニターを装着します。

I：初期治療として血管拡張薬や鎮痛薬が投与される場合があり，静脈路確保は必要となります。しかし，静脈路確保をしても輸液投与速度には注意が必要です。大量

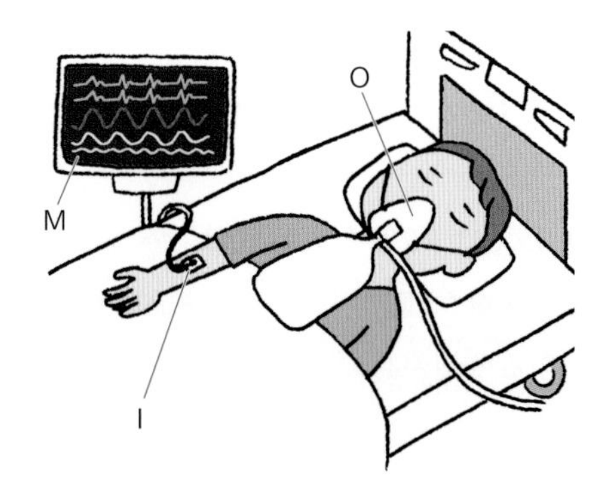

の輸液投与は前負荷が増加し，虚血によるダメージを受けた心臓に対して一層負荷をかけることになってしまいます。

加えて，致死的不整脈の出現や心肺停止となった場合，AEDや除細動器による除細動，BVM(バッグバルブマスク)換気や気管挿管，アドレナリンなどの蘇生薬剤の投与が必要となるため，事前に整備された救急カートや除細動器をベッドサイドに準備しておくことも患者の安全を守るためには重要です。

緊急度・重症度の高い疾患が予測されるため，直ちに医師の介入が必要な状況です。限られた時間と人員を再評価に割くより，主治医コールやRRS起動が急がれるため，今回は再評価に関する記述は省略します。しかし，こばやしさんは致死的状態に陥るリスクがあります。医師到着まで必要な観察，処置は継続します。

どのように判断し対応するか？

緊急度・重症度の高いACSの可能性が高いため，主治医コールもしくはRRSを起動させます。

看護師：内科病棟の看護師，吉川です。尿管結石で入院中のこばやしさん，56歳，男性ですが，

S：30分前から持続する胸部不快感を訴えています。

B：現在バイタルサインに異常は認めませんが，脂質異常症，喫煙歴といった危険因子があり，安静時発症で，吐き気も伴っています。

A：ACSが疑われ，緊急度は高いと判断しました。

R：すぐに診察をお願いします。先生が来られるまでに12誘導心電図検査の実施，静脈路確保を行ってもよろしいでしょうか？　そのほか必要な処置や準備があれば指示ください。

Q この後，どのような治療が開始されるか？

主治医診察もしくはRRT介入時には，ベッドサイド検査として12誘導心電図，心エコー，静脈血採血（心筋マーカー）が実施されるため，セクション5の対応に加えてすぐに使用できる準備が必要です。

検査の結果，急性心筋梗塞と診断された場合は心臓カテーテル検査・治療による再灌流療法の適応となるため，カテーテル検査室の使用状況の確認や放射線部門，生理学検査部門，臨床工学部門〔大動脈内バルーンパンピング（IABP）や静脈脱血-動脈送血膜型人工肺（V-A ECMO）の挿入管理が必要となる場合もあるため〕との連絡調整，CCU（cardiac care unit）やICUへの転棟調整，家族連絡を行い侵襲的治療に対する同意の確認と来院依頼など，看護師は患者の観察と同時に迅速に準備を進めなければなりません。

以上の流れをフローチャートに示します。

引用・参考文献

1）日本救急看護学会（監修）：Ⅳ消化器系，救急初療看護に活かすフィジカルアセスメント，p.97，へるす出版，2018.
2）日本救急看護学会（監修）：11．腹痛，トリアージナースガイドブック2020，p.128，へるす出版，2019.
3）臼井幸男：病気がみえるvol.8　腎・泌尿器　第3版，pp.242-247，メディックメディア，2019.
4）志賀直樹：尿管結石，疝痛発作，臨床泌尿器科，67（10）：753-757，2013.
5）伊藤敬介，他：第5章　院内トリアージにおける症候別の診断推論，ナースのための臨床推論で身につく院内トリアージ—最速・最強の緊急度アセスメント，pp.98-103，学研メディカル秀潤社，2016.
6）藤森大輔：急性冠症候群，内科，131（1）：9-13，2023.
7）Steven McGee（原著），柴田寿彦，長田芳幸（訳）：第47章　冠状動脈疾患，マクギーの身体診断学　改訂第2版/原著第3版—エビデンスにもとづくグローバル・スタンダード，pp.326-333，診断と治療社，2014.
8）デヴィッド・L・サイメル，ドルモンド・レニー（編），竹本毅（訳）：第35章　この患者は心筋梗塞か？JAMA版　論理的診察の技術—エビデンスに基づく診断のノウハウ，pp.463-479，日経BP社，2010.
9）安藤裕貴，松窪将平，丹野翔五：失神—心房細動による失神，徐脈性失神を見たらどう動くか，Hospitalist，7（4）：825-840，2019.
10）日本循環器学会，他：急性冠症候群ガイドライン（2018年改訂版）．https://www.j-circ.or.jp/cms/wp-content/uploads/2018/11/JCS2018_kimura.pdf（2023年4月19日閲覧）

セクション1　第一印象/迅速評価　　生命の危機につながる徴候は？

B(呼吸)：発声あり，呼吸平静
C(循環)：顔面蒼白や冷汗，皮膚湿潤なし
D(意識・外見)：意識レベル清明だが，つらそうな様子

判断　明らかに生命の危機となる異常なし

対応　一次評価の観察とバイタルサインの測定

セクション2・3　一次評価と主訴からの判断　　①緊急度は？　②持病の急性増悪？　突然発症か？

一次評価：呼吸・循環・意識に異常は認めず，蘇生処置を必要とする状態ではない
主訴：胃部不快感

判断　①バイタルサイン安定しており切迫した状況ではない
②胃部不快感は急性増悪/合併症の出現もしくは新規症状出現のどちらも考えられる
⇒ 緊急度は次のセクションで判断する

対応
・問診と身体所見の観察
・尿管結石の急性増悪と尿うっ滞による腎盂腎炎の合併，使用薬剤による合併症の可能性を検討。胃部不快感を発症する新規症状発現の可能性を検討

セクション4　病態アセスメント/臨床推論　　観察に基づく緊急度・重症度のアセスメント

セクション 4-1

随伴症状：悪心，片側の腰部～下腹部激痛なし，尿量減少なし，血尿なし，冷汗・湿潤なし，悪寒戦慄なし，吐血なし，赤色便・黒色便なし，眩暈なし，立位・座位での失神様症状なし
身体所見：CVA 叩打痛なし，表情すぐれずつらそう，眼瞼結膜辺縁蒼白なし，体温 36.2℃，収縮期血圧 140 mmHg，脈拍数 60 回/分，呼吸数 18 回/分，JCS 0，GCS 15 点

判断　①片側の腰痛～下腹部激痛や，冷汗・皮膚湿潤がない ⇒ **尿管結石の急性増悪は否定**
②NSAIDs 使用によりバイタル変動は顕在化しにくい，活気低下がある ⇒ **結石性腎盂腎炎を否定できない**
③血便・下血，眼瞼結膜辺縁蒼白，立位・座位での失神様症状，頻脈などがない ⇒ **薬剤による消化管出血は否定**

セクション 4-2

危険因子：脂質異常症，喫煙歴，飲酒習慣
症状：胸やけ，胸部不快感，持続的
部位：胸骨あたり　Palm 徴候(＋)
随伴症状：悪心

判断　ACS の危険因子や特徴的な所見に複数該当 ⇒ **新規に ACS を発症した可能性が高い**
⇒ **緊急度・重症度が高い**

セクション5　指示書確認と初期対応(C-P の実施)　　ACS 時の看護

対応　O：呼吸状態が悪化する可能性あり ⇒ 酸素投与や BVM 換気の準備
M：致死的不整脈や心原性ショックに陥る可能性あり ⇒ ベッドサイドモニターと除細動器(AED)の準備・装着
I：ACS に対する治療薬剤や心肺停止時は蘇生薬剤の投与の必要性 ⇒ 静脈路の確保

セクション7　主治医報告/応援要請　　どのように判断し対応するか？

緊急度・重症度の高い ACS の可能性が高いと判断

対応　主治医コール，もしくは RRS 起動

・ベッドサイド検査の準備：12 誘導心電図，心エコー，静脈血採血(心筋マーカー)
・連絡・調整：心臓カテーテル検査室の使用状況，放射線部門，生理学検査部門，臨床工学部門，CCU・ICU への入室

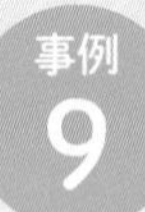

事例9 反応はあるものの言葉が少ない，どう判断する？

入院後24時間が経過，日勤担当看護師から夜勤担当看護師に交代し，挨拶するため訪室すると…

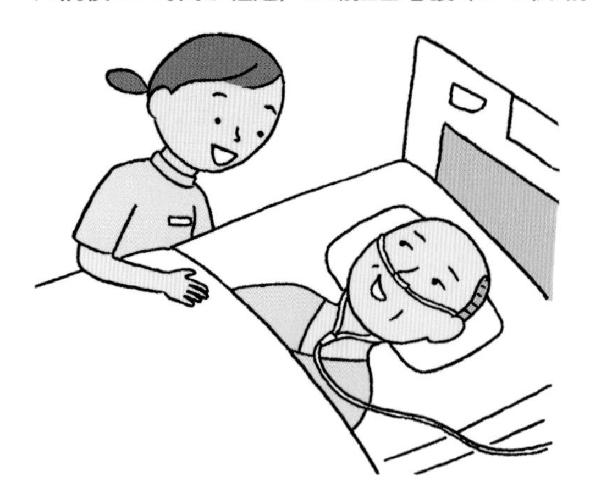

看護師：わたなべさん，看護師が交代します。昨日に引き続きよろしくお願いします。

わたなべさん：…（にっこりする）

看護師：また後ほど伺いますね。
（わたなべさんの表情は問題なさそう）
1時間後に訪室し，看護師がわたなべさんに言葉をかけるが，にっこりするだけで言葉がなかった。

看護師：（昨日はもっと話してくれたのに）わたなべさん，大丈夫ですか？

わたなべさん：少し，ボーッと，する，感じが，あります…。

看護師：（昨日に比べて呂律が回っていない。表情も少し硬い。返答の際に右口角が動いていない）

● 患者紹介

わたなべ のうざぶろうさん，75歳　男性

3日前から発熱・咽頭痛・鼻汁があり，自宅で様子を見ていたが，改善しないため救急外来を受診。SpO_2の低下を認め，肺炎の診断で同日入院となる。

救急外来時のバイタルサイン 意識レベル清明，呼吸数24回/分，SpO_2 93％（酸素マスク6 L/分），脈拍数96回/分，
血圧120/75 mmHg，体温38.4℃

既往歴 間質性肺炎（5年前），糖尿病（20年前），高血圧（20年前），虫垂炎（20年前）

内服歴 ニコランジル錠（抗狭心症薬）5 mg 1錠1日2回，リシノプリル錠（降圧薬）10 mg 1錠1日1回，カナグル（血糖降下薬）100 mg 1錠1日1回，メトホルミン塩酸塩錠（血糖降下薬）250 mg 2錠1日3回，オゼンピック皮下注（糖尿病用薬）0.5 mg 1回1週

飲酒/喫煙 飲酒：少量（機会飲酒），喫煙：20本/日，過去35年

ADL 自立，妻と二人暮らし

わたなべさんは75歳と高齢だが，認知機能に問題はなく日常生活は支障なく過ごしている。糖尿病や高血圧で長らくかかりつけ医で内服治療を継続している。普段の

HbA1c（NGSP 値）は 7.5％前後，血圧は 140/80 mmHg 前後で経過。飲酒量は多くないが，禁煙に関しては何度か試みてはいるもののやめられていない。

また 5 年前から間質性肺炎を患っており，呼吸器内科がかかりつけである。無治療で病状は安定しており，SpO_2 は 95％前後で，在宅酸素療法（HOT）は必要ない状態である。

今回は，間質性肺炎を既往にもつわたなべさんが，感染性肺炎を合併し入院となったため，以下のような看護問題を設定していた。

わたなべさんの看護問題

RC1：間質性・感染性肺炎によるガス交換障害

⇨入院後も抗菌薬の点滴，解熱薬の使用を行いながら，酸素投与量も入院時マスク 6 L/分から，現在鼻カニューラ 2 L/分まで減量できており，SpO_2 は 96％と安定していた。

では，ここから急変時の思考過程に沿って，わたなべさんへの対応を考えていきましょう。

Q 生命の危機につながる徴候はあるか？

まず，わたなべさんのぱっと見で重症感を判断してみましょう。

第一印象/迅速評価

呼吸：狭窄音なし，努力呼吸なし，呼吸平静

循環：顔面蒼白なし，チアノーゼなし，顔面紅潮なし

意識・外見：呂律が回っていない，表情はやや硬い，右口角の動き不良あり

肺炎の治療で入院していますが，呼吸状態に問題なく悪化はみられないようです。また炎症反応が高くなることで呼吸数の増加や体温上昇などの症状が現れることがありますが，そのような所見もみられず，循環動態に関しても異常なしと判断できそうです。

意識・外見に関しては，表情は苦悶表情までではないものの，右顔面の動きが悪いようにもみえます。また呂律が回っていない点も気になります。にっこりとされた表情

を見ると，やや右口角の動きが悪いようです。

このことから，第一印象/迅速評価では，現時点で早急に介入しないと明らかに生命の危機に直結する状態ではあるとは言えませんが，もう少し詳しく身体所見を確認する必要がありそうです。早急に一次評価とバイタルサインの評価を行う必要があると判断します。

対応

一次評価とバイタルサイン測定を行います。

一次評価

A(気道)：発声あり，気道狭窄音なし

B(呼吸)：呼吸促迫なし，努力呼吸なし

C(循環)：顔面蒼白なし，チアノーゼなし，発汗なし

D(意識)：呂律が回っていない，右口角下垂あり，右上下肢の不全麻痺あり
MMT：左上下肢それぞれ 5，右上下肢それぞれ 2

E(体温・外観)：体熱感軽度あり，外傷なし，出血なし

バイタルサインの測定結果

呼吸数：18 回/分

SpO_2：96%(鼻カニューラ 2 L/分)

脈拍数：80 回/分(整)

血圧：160/82 mmHg

意識レベル：JCS I-2，GCS 14(E4V4M6)
呂律が回りにくく，その影響もあり，すべての質問に正答できない
瞳孔 3.5 mm(左右差なし)，対光反射正常

体温：37.5℃

Q 一次評価から緊急度をどのように判断するか？

一次評価：頭蓋内病変の可能性あり

主訴：意識障害，呂律困難

① 呼吸状態の悪化は認めない

呼吸数が18回/分，SpO_2が96％（2 L/分鼻カニューラ）であり，まだ酸素投与が必要な状態ではありますが，入院から酸素投与量が減っており，このバイタルサインから呼吸状態の悪化は認めません。

② 意識障害，呂律困難を認めている

もともと意識清明であるわたなべさんが，JCS I-2，GCS 14（E4V4M6）と意識障害を認めており，瞳孔は正常です。呂律困難から頭蓋内疾患の可能性はありますが，脳ヘルニアをきたしている状況ではありません。出血性・虚血性の脳卒中の可能性が高いと考え，引き続きより詳細な観察を行っていく必要があります。

バイタルサインからは緊急度はありませんが，脳卒中の可能性を考えると，より詳細な所見を早急にとり，緊急度の判断につなげなければなりません。

対応

脳卒中を考慮し，より詳細な神経学的な観察・評価を行います。

低酸素血症や，逆に過度な酸素投与では脳血管の拡張や収縮に作用します。SpO_2は96％と安定しているため酸素投与は鼻カニューラ2 L/分のまま継続し，呼吸状態に変調がないかを確認します。また循環動態に関しても現時点では安定していますが，変化を生じる可能性を念頭に置いておきます。

ひとまず，わたなべさんが生命の危機的状況ではないことがわかりました。では，次に何を考えて，どのように動くのかを検討していきましょう。

持病の急性増悪/合併症（看護問題）なのか，突然発症なのか？

突然の意識障害，呂律困難を生じています。呼吸状態は著変なく，呼吸状態の変調による問題が生じているとは考えにくいです。よって，突然発症した状態であると考え，わたなべさんに何が起きているのかを考えていく必要があります。

対応

意識障害，呂律困難があり，頭蓋内病変を考えています。見逃してはいけない疾患として，脳卒中（脳出血，脳梗塞）があり，検証していく必要があります。

また，糖尿病に対して血糖降下薬を使用していることから低血糖についても考慮する必要があります。

観察した結果，緊急度・重症度をどのようにアセスメントするか？

問診にて…

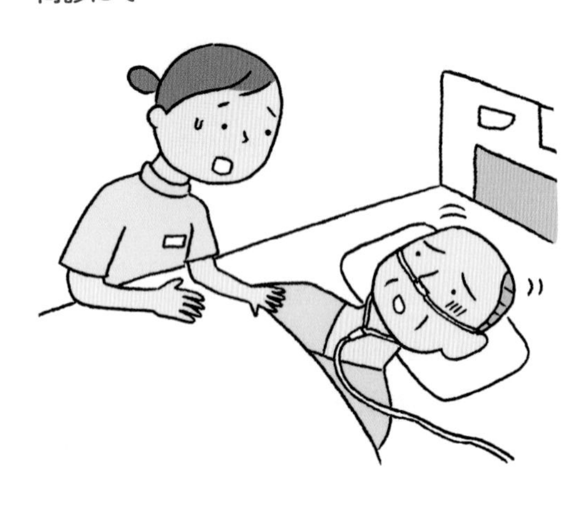

看護師：わたなべさん，わかりますか。めまいや動悸はありませんか。

わたなべさん：…(首を縦に振る)

看護師：頭痛や吐き気，吐いたりしていませんか

わたなべさん：は…い(首を縦に振りながら，しゃべりにくそうに返事する)

看護師：手がしびれたり，目が見えにくいなどの症状はありませんか。

わたなべさん：…(頭を傾げる。返事なし)

看護師：急に症状が出てきましたか？

わたなべさん：急に…うーん，わからない。(喋りにくそうに話す)

● 身体所見〔NIHSS(p.161，表34)に準じて評価〕

1a. 意識水準：0点

1b. 意識障害—質問(今月の月名および年齢)：0点

1c. 意識障害—従命(開・閉眼，「手を握る・開く」)：0点

2. 最良の注視：0点

3. 視野：0点

4. 顔面麻痺：0点

5. 上肢の運動(左)/上肢の運動(右)：0点/**4点**

6. 下肢の運動(左)/下肢の運動(右)：0点/**4点**

7. 運動失調：0点

8. 感覚：0点

9. 最良の言語：0点

10. 構音障害：**2点**

11. 消去現象と注意障害：0点

NIHSS結果：10点

その他の所見：冷汗なし，痙攣なし

血糖値：125 mg/dL

電子カルテより情報収集（AMPLE）

A（アレルギー歴）：なし

M（内服薬）：降圧薬，血糖降下薬

P（既往歴）：高血圧，糖尿病，間質性肺炎

L（最終食事）：昼食（12 時すぎ）

E（現病歴）：16 時頃から症状出現
日勤看護師のカルテ記録によると 15 時のラウンド時点では全く症状はなかった。

① 低血糖に関連した仮説検証

糖尿病の既往があり，血糖降下薬を使用していることから低血糖による症状も考えられます。低血糖では，交感神経症状や中枢神経症状が現れます。症状が現れる血糖値には個人差がありますが，血糖低下に伴い，交感神経症状として冷汗，頻脈，動悸，顔面蒼白などが出現し，さらに血糖が低下すると中枢神経症状として頭痛や眠気，さらに低下すると意識障害や痙攣など生命の危機に直結する症状となります。また，低血糖症状としてまれに片麻痺の症状が出現することがあります。左右の大脳半球で血糖に対する閾値が異なるため，左右で異なる症状が現れることがあります。

わたなべさんには麻痺はありましたが，ほかの低血糖症状はなく，血糖値からも低血糖によるものは否定できます。

② 脳卒中に関連した仮説検証

意識を維持するには脳幹から大脳への上行性網様体賦活系が機能していることが必要で，何らかの原因でそれが障害されていると考えます。呂律困難，右顔面麻痺，右片麻痺は，脳卒中により錐体路[注1)]が障害されていることで症状が出ています。**脳出血や脳梗塞により運動神経（錐体路）が血腫で圧迫されたり，壊死や浮腫によって障害を受けるため麻痺が出現**します。脳血管障害では，病変部と反対側の上肢や下肢に片麻痺が起こります。これは，**運動神経は内包を通った後，延髄の錐体で大部分が交叉**

[注1]：身体を動かそうと思った際には，その意思が脳（大脳皮質の運動野）に伝わる。脳から行おうとする運動に必要な筋肉を支配している運動ニューロンを興奮させ，最終的に支配している筋肉に命令を伝える。このような脳から脊髄，末梢の運動ニューロンまでの経路を錐体路という。

して脊髄に至るため，障害を受けた部位と反対側に麻痺が現れます。

顔の筋肉の動きや眼球運動は，脊髄を通らずに脳から直接出ていく脳神経によって行われます。顔面神経(表情に関係する筋肉)，三叉神経(咀嚼(そしゃく)運動に関係する筋肉)，舌下神経(舌の動きに関係する筋肉)があります。また眼球運動を支配しているのは動眼神経，滑車神経，外転神経があります。よって，これらの脳神経が障害されると，顔の筋肉や眼の動き，舌の動きに障害が出ることがあります。呂律困難は，顔面(口唇・口角)の動きや舌の動きが悪いことによって生じていると考えます。

また，わたなべさんは既往に高血圧や糖尿病があります。高血圧や糖尿病は動脈硬化を進めてしまう病気であり，心筋梗塞や脳梗塞などの発症率が高くなります。

高血圧の程度が強い場合には，脳の血管が破れて脳出血になったり，脳の血管の一部分にできた動脈瘤が破裂してくも膜下出血になることもあります。それらの血管が破れるような病態では，頭痛を伴う場合が多いです。また，痛みによる交感神経の刺激や頭蓋内圧の上昇により血圧が上昇することが考えられます。頭痛の訴えがないことや血圧が通常より著明に上昇している状態ではないことから，**出血性より虚血性の頭蓋内病変(脳梗塞)の可能性が高いと考えます。治療までのタイムリミットを考慮すると，緊急度が高い状況だと考えます。**

対応

脳梗塞を発症している可能性があるため，引き続き意識レベル・麻痺の程度など，頭蓋内の状態が悪化していないかを観察していく必要があります。また脳梗塞では治療にタイムリミットがあります。すぐに脳梗塞治療ができる医師(脳卒中科など)に報告できるようであればする必要がありますし，主治医に報告することが優先されるのであれば，最終的には脳卒中科の医師に報告が必要なことを考慮して早急に報告する必要があるでしょう。

その際に，最終健常時間(解説 1)を報告すると，医師にも緊急度が伝わり，対応が大きく変わります。患者さんがいつまで正常だったのか，もしくはいつ症状が出現したかの時間です。「○時○分までは普通に話ができていた」「○分前から症状が出ている」など，患者自身から確認することもできますし，ほかの看護師・医療者，また家族・関係者からも確認することができるでしょう。

同時に，神経学的な評価を行ってもよいです。特に脳梗塞を考えている場合，NIHSS(National Institutes of Health Stroke Scale，表 34)を用いて行うことが必要です。NIHSS は神経学的重症度スコアで，t-PA 実施の是非を決める重要な判断材料になります。

表 34 NIHSS（National Institutes of Health Stroke Scale）

項目	判定
1a. 意識水準	0：完全覚醒，1：簡単な刺激で覚醒， 2：繰り返し刺激・強い刺激で覚醒，3：完全に無反応
1b. 意識障害－質問 （今月の月名および年齢）	0：両方正解，1：片方正解，2：両方不正解
1c. 意識障害－従命 （開・閉眼，手を握る・開く）	0：両方可，1：片方可，2：両方不可
2. 最良の注視	0：正常，1：部分的注視麻痺，2：完全注視麻痺
3. 視野	0：視野欠損なし，1：部分的半盲，2：完全半盲，3：両側性半盲
4. 顔面麻痺	0：正常，1：軽度の麻痺，2：部分的麻痺，3：完全麻痺
5. 上肢の運動（左） *仰臥位のときは 45 度 N：切断，関節癒合	0：90 度*を 10 秒間保持可能（下垂なし）， 1：90 度*を保持できるが，10 秒以内に下垂， 2：90 度*の挙上または保持ができない， 3：重力に抗して動かない，4：全く動きがみられない
上肢の運動（右） *仰臥位のときは 45 度 N：切断，関節癒合	0：90 度*を 10 秒間保持可能（下垂なし）， 1：90 度*を保持できるが，10 秒以内に下垂， 2：90 度*の挙上または保持ができない， 3：重力に抗して動かない，4：全く動きがみられない
6. 下肢の運動（左） N：切断，関節癒合	0：30 度を 5 秒間保持できる（下垂なし）， 1：30 度を保持できるが，5 秒以内に下垂， 2：重力に抗して動きがみられる， 3：重力に抗して動かない，4：全く動きがみられない
下肢の運動（右） N：切断，関節癒合	0：30 度を 5 秒間保持できる（下垂なし）， 1：30 度を保持できるが，5 秒以内に下垂， 2：重力に抗して動きがみられる， 3：重力に抗して動かない，4：全く動きがみられない
7. 運動失調 N：切断，関節癒合	0：なし，1：1 肢，2：2 肢
8. 感覚	0：障害なし，1：軽度から中等度，2：重度から完全
9. 最良の言語	0：失語なし，1：軽度から中等度，2：重度の失語，3：無言，全失語
10. 構音障害 N：挿管または身体的障壁	0：正常，1：軽度から中等度，2：重度
11. 消去現象と注意障害	0：異常なし， 1：視覚，触覚，聴覚，視空間，または自己身体に対する不注意，あるいは 1 つの感覚様式で 2 点同時刺激に対する消去現象， 2：重度の半側不注意あるいは 2 つ以上の感覚様式に対する半側不注意

最終健常時間

最後に元気な姿が確認された時間。患者自身が表現できる場合は本人から確認する。それが困難な場合には，医療者や家族を含めた周囲の人からの確認によって行う。夜間など入眠中に発症した際は，入眠した時間がこれに該当する。

全 11 項目を判定表に従って評価し，点数化します。それぞれのチェック項目には決められた点数が記載されており，すべての評価が終了したらそれぞれの点数を合算し，「0点」が正常，最大の「42点」に近づくほど神経学的重症度が高いと考えます。必ず判定表に書かれた順番通りに評価を行い，一度評価したものは修正しません。患者を誘導することなく評価します。患者が答えを言い直したとしても，評点は最初の答えについて行うようにします。

t-PA静注療法では投与開始から1時間は15分ごと，1～7時間は30分ごと，その後24時間までは1時間ごとにNIHSS評価を行います。t-PA静注療法を行う際など経過観察のために評価するケースでは，重症度の明らかな上昇がみられたときは速やかに医師に報告します。

わたなべさんは脳梗塞を発症したと考えられます。では，この後どのように対応していくのかを考えていきましょう。

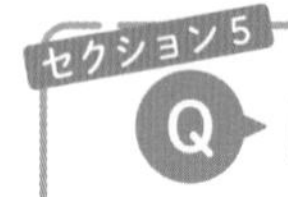

脳梗塞の発症時，どのような看護を実施するか？

頭蓋内の病態悪化時には気道・呼吸・循環，もちろん意識状態に至るまで，すべてのバイタルサインに異常をきたす可能性があります。具体的には，舌根沈下による気道閉塞，さまざまな呼吸様式の出現，血圧・脈拍異常などがあり，場合によっては生命の危機に直結する症状となって現れることもあります。引き続きバイタルサインの変化には注意しておく必要があり，継続的なモニタリングを行います。急変に備えて，救急カートなどを準備しておきます。

痙攣にも注意が必要です。痙攣が起きた際は，特に気道・呼吸状態に注意する必要があります。気道確保ができる状態(用手的気道確保，エアウェイなどの使用など)を準備しておくことや，抗痙攣薬の投与の準備ができているかなど，痙攣発症時の対応を実施しましょう。また，わたなべさんには酸素投与がされている状態ですが，痙攣が出現すると全身の酸素消費量が増大し低酸素症となることがあります。酸素も投与できる準備はしておくとよいでしょう。

それと並行して，検査室に移動できるよう患者の準備や検査部門との調整を行っておきます。安全に移動できるよう点滴類の整理やストレッチャーなどの移動手段を考えます。また，MRI検査が実施できるよう事前に連絡をしておきます。

血栓溶解療法が選択された際には，t-PAの薬剤投与がすぐにできるよう準備します。同時に集中治療部門への入室も必要になってくるため，部署との連絡・調整も必要です。

初期対応によって症状は改善されたか？

バイタルサインの継続的な観察，痙攣の確認，継続的な酸素投与，各部門への連絡・調整を行いました。

再評価

生理学的徴候

呼吸：気道開通，呼吸平静，呼吸補助筋の使用なし

循環：チアノーゼなし，冷汗なし，顔面蒼白なし

意識・外見：痙攣なし

バイタルサイン

呼吸数：20 回/分

SpO_2：97%（鼻カニューラ 2 L/分）

心拍数：78 回/分（洞調律）

血圧：170/88 mmHg

意識レベル：JCS I-2，GCS 14（E4V4M6），瞳孔 3.5 mm（左右差なし），対光反射正常

体温：37.5℃

問診

呼吸苦の自覚症状なし，頭痛なし，悪心なし

身体所見

呂律困難あり，右顔面神経の麻痺あり，右上下肢の麻痺あり

症状は改善していませんが，悪化もしていない状態です。バイタルサインの変調や，痙攣の出現なども生じていませんので，頭蓋内の状態は悪くはなっていないと考えます。

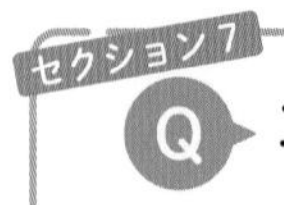

Q 再評価後，どのように判断し対応するか？

全身状態は悪化していないが，脳卒中で緊急処置を要する状態であることから，主治医もしくはRRSを起動させます。

看護師：内科病棟の大村です。

S：23号室のわたなべさんですが，脳卒中の症状が出現しています。（主治医でない場合：肺炎で入院していた患者さんです，と簡単に説明する必要があります。）

B：夕方15時までは全く症状がなかったのですが，先ほど16時から呂律困難，右片麻痺，右顔面麻痺を認めています。バイタルサインは安定しており頭痛などの症状はありません。NIHSSでは10点です。

A：脳梗塞を発症しているのではないかと考えます。

R：至急，患者さんを見ていただきたいです。

Q この後，どのような治療が開始されるか？

t-PA静脈療法のアルゴリズムに沿って治療が開始されます。MRIの画像検査が必要になってきます。また，治療やその後の観察はICUやSCUなど集中治療室で行われることになります。t-PAを投与することで，脳梗塞部位の血栓溶解のみならず，全身が出血傾向となります。バイタルサインに変化がないか，特に血圧は最低でも15分ごとに測定するようにします。NIHSSも頻回に評価します。血栓溶解療法を行うことで新たに脳出血を発症してしまうこともあります。症状に悪化がないか，改善しているのかなど，NIHSSを評価することで判断します。

以上の流れをフローチャートにしてみましょう。

参考文献

1）日本脳卒中学会　脳卒中ガイドライン委員会（編）：脳卒中治療ガイドライン2021，協和企画，2021.
2）日本糖尿病学会（編著）：糖尿病治療ガイド2022-2023，文光堂，2022.

セクション1 第一印象/迅速評価 生命の危機につながる徴候は？

呼吸：狭窄音なし，努力呼吸なし，呼吸平静
循環：顔面蒼白なし，チアノーゼなし，顔面紅潮なし
意識・外見：呂律が回っていない，表情はやや硬い，右口角の動き不良あり

判断 明らかに生命の危機に直結する状態とは言えない

対応 一次評価の観察とバイタルサインの測定

セクション2・3 一次評価と主訴からの判断 ①緊急度は？ ②持病の急性増悪？ 突然発症か？

一次評価：頭蓋内病変の可能性あり
主訴：意識障害，呂律困難

判断 ①呼吸数：18回/分，SpO_2：96％(鼻カニューラ2L/分)
②意識障害，呂律困難を認めている ⇒ **出血性・虚血性の脳卒中は可能性が高い。**脳ヘルニアを来している状況ではない。突然発症した状態である

対応 より詳細な神経学的な観察・評価を行う
酸素投与は鼻カニューラ2L/分のまま継続する
呼吸状態・循環動態に変化が生じる可能性を念頭に置いておく

セクション4-2 臨床推論 観察に基づく緊急度・重症度のアセスメント

血糖値：125 mg/dL
NIHSS結果：10点(5．右4点，6．右4点，10．構音障害2点)
その他の所見：冷汗なし，痙攣なし

判断 低血糖によるものは否定
既往に高血圧や糖尿病があり，頭痛の訴えがないこと，血圧が著明に上昇している状態ではない ⇒ 虚血性の頭蓋内病変(脳梗塞)の可能性が高いと判断 ⇒ **緊急度は高い**

セクション5 指示書確認と初期対応(C-Pの実施) 脳梗塞発症時の看護

対応 気道・呼吸・循環・意識の再評価
意識レベル・麻痺の程度など，頭蓋内の状態が悪化していないかを観察，痙攣の有無の確認
すぐに脳梗塞治療ができる医師(脳卒中科など)に報告，早急な検査への移動

判断 頭蓋内の病態悪化時には気道・呼吸・循環・意識状態，すべてのバイタルサインに異常を来す可能性がある。早急に治療できるよう検査が必要

対応 継続的なモニタリング，急変に備えて，救急カートなどの準備，抗痙攣薬の準備，検査部門との調整

セクション6 再評価 初期対応によって症状は改善されたか？

呼吸数：20回/分，SpO_2：97％(2L/分鼻カニューラ)，心拍数：78回/分(洞調律)
血圧：170/88 mmHg，意識レベル：JCS I-2，GCS 14(E4V4M6)
瞳孔3.5 mm(左右差なし)，対光反射正常，体温：37.5℃
呼吸苦の自覚症状なし，頭痛なし，悪心なし
呂律不良あり，右顔面神経の麻痺あり，右上下肢の麻痺あり

判断 症状には改善なし。悪化もしていない。バイタルサインの変調や，痙攣の出現などもなく，頭蓋内の状態は悪くはなっていない

セクション7 主治医報告/応援要請 再評価後，どのように判断し対応するか？

脳卒中で緊急処置を要する状態であると判断

対応 主治医コール，もしくはRRSを起動

索引

欧文

和文